ÉTUDE

SUR LA

LITHOTRITIE PÉRINÉALE

PAR

Alexandre BERMOND,

Docteur en médecine de la Faculté de Paris.

PARIS

ADRIEN DELAHAYE, LIBRAIRE-ÉDITEUR

Place de l'Ecole-de-Médecine.

1874

ÉTUDE

SUR LA

LITHOTRITIE PÉRINÉALE

PAR

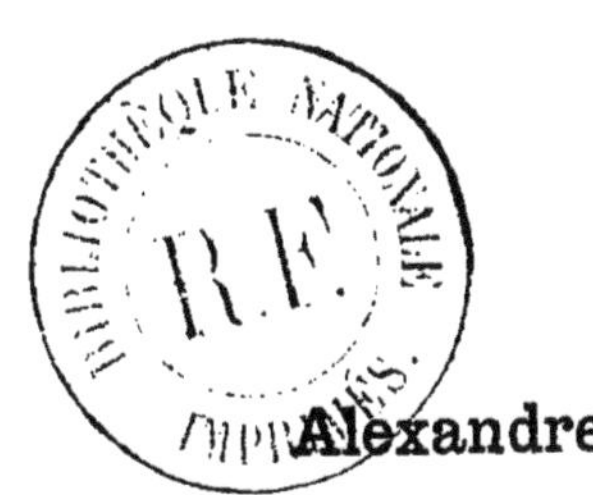

Alexandre BERMOND,

Docteur en médecine de la Faculté de Paris.

PARIS

ADRIEN DELAHAYE, LIBRAIRE-ÉDITEUR

Place de l'Ecole-de-Médecine.

1874

ÉTUDE

SUR LA

LITHOTRITIE PÉRINÉALE

AVANT-PROPOS.

L'objet de cette thèse avait été d'abord d'établir une statistique complète de toutes les opérations de lithotritie périnéale, faites jusqu'à ce jour, selon la méthode de M. le professeur Dolbeau, et de tirer de cet ensemble les indications précises de l'opération. Voilà un programme bien limité, et il semble, au premier abord qu'il eût été très-aisé de le remplir; en effet, cette méthode est encore jeune et les documents sont peu nombreux, il doit donc paraître facile de les rassembler.

Il n'en est pas ainsi cependant, et, après avoir perdu bien des heures dans des courses et des recherches inutiles, je me vois forcé d'abandonner à un autre, plus heureux et plus riche de temps, l'exécution de ce programme. Je vais me contenter de faire connaître quelques observations de lithotritie périnéale, dont trois ont été récemment exécutées en Amérique, par M. Krackowizer, de New-York, et je ferai suivre le manuel opératoire de quelques réflexions que m'ont inspirées sept répétitions entreprises par moi sur le cadavre.

CHAPITRE PREMIER.

DÉFINITION.

« M. le professeur Dolbeau a désigné du nom de lithotritie périnéale une opération qui consiste à débarrasser les calculeux en une seule séance, quel que soit d'ailleurs le volume de la pierre. Envisagée dans son ensemble, la manœuvre consiste dans la formation artificielle d'un trajet cylindrique allant du périnée jusque dans la vessie; au travers de cette voie, on introduit divers instruments lithotriteurs, la pierre est alors fragmentée, et ses nombreux débris sont extraits définitivement, en une seule fois. »

Voilà l'idée de l'opération largement envisagée.

Cette idée, M. Dolbeau le dit lui-même, est presque aussi vieille que la chirurgie; mais ce qui lui appartient, c'est d'avoir réalisé cette idée sous une forme particulière, d'en avoir formulé le manuel opératoire et d'avoir créé des instruments bien adaptés au but à atteindre.

Pour donner une idée plus nette de l'opération, il me suffira d'en décrire en quelques mots les différents temps :

1° On fait à la peau, sur le raphée du périnée, une incision de 2 centimètres de long, naissant au point de contact de la muqueuse anale et de la peau, et se dirigeant vers le pubis; on incise dans la même étendue l'aponévrose superficielle, puis on ponctionne la partie membraneuse du l'urèthre en évitant, en avant, le bulbe; en arrière, la prostate.

2° Avec un dilatateur particulier on élargit ce trajet, puis la portion de l'urèthre située entre la plaie et le col de la vessie, enfin ce col lui-même; et alors

3° On introduit, par cette voie, un brise-pierre ou lithoclaste, qui permet de briser la pierre en fragments assez petits pour qu'ils puissent passer par le chemin ainsi créé.

4° Les fragments sont ensuite extraits successivement, soit directement avec le lithoclaste, soit à l'aide des tenettes.

HISTORIQUE.

En France, les inventeurs, on le sait, ne trouvent pas facilement crédit et honneur. M. le professeur Dolbeau ne devait pas faire exception à cette règle. Aussi lui a-t-on contesté la priorité de l'invention. Ses adversaires se sont, en effet, efforcés de démontrer que certains chirurgiens, dans l'antiquité, avaient proposé de briser les pierres par le périnée; que d'autres, avaient dilaté la plaie périnéale pour extraire le calcul; que d'autres, enfin, avaient pratiqué à peu près la même incision que lui, et ils concluent que M. Dolbeau n'a rien créé du tout.

C'est comme si l'on venait dire que parce que, avant la vulgaire machine à vapeur, il existait des pistons, des chaudières, des roues, des volants, etc.; celui qui le premier a réuni tous ces organes dans une dépendance réciproque pour les faire concourir à un but déterminé n'a rien inventé du tout.

Hâtons-nous d'ajouter toutefois que, même en France, mon savant maître a trouvé des avocats éloquents et instruits, et que, pour leur donner gain de cause, il s'est trouvé de l'autre côté de l'océan un juge d'autant plus impartial qu'il était plus haut placé et plus éloigné du lieu de la lutte; aussi ne saurais-je mieux faire que de traduire, en guise d'historique, le préambule dont Gouley, professeur de chirurgie à New-York, fait précéder la lithotritie périnéale dans son livre de 1873 sur les maladies des voies urinaires.

« Le nom de lithotritie périnéale a été donné, dit-il, par M. le professeur Dolbeau, en 1862, à une opération, qui permet en une seule séance, d'ouvrir la portion membraneuse de l'urèthre, de dilater la portion prostatique du même canal et le col de la vessie sans les couper ni les déchirer; de broyer la pierre et d'en extraire les fragments.

Il y a longtemps que l'on a découvert la grande dilatabilité du col de la vessie, mais peu de personnes ont songé à appliquer cette découverte au traitement des calculeux. On redoutait d'essayer la dilatation à cause de la mortalité qu'entraînait l'opération de Marianus, dans laquelle il y avait toujours délacération, mais jamais dilatation.

M. Dolbeau, toutefois, par de patientes recherches, a déterminé l'étendue que l'on pouvait donner, en toute sécurité, à la dilatation du col vésical, et c'est là-dessus qu'est basé le succès de son opération. Elle ressemble à certaines opérations anciennes et rejetées, mais une analyse soigneuse de ses temps variés nous montrera qu'elle est réellement nouvelle.

L'incision de l'urèthre et la dilatation (?) de la prostate prit naissance dans le XVIe siècle, mais M. Dolbeau incise la portion membraneuse, et non la portion spongieuse, comme dans l'opération de Marianus. Il dilate, avec le plus grand soin, le col de la vessie, sans déchirer même la membrane muqueuse, et se sert pour cela d'un ingénieux instrument à six branches, au lieu de dilater de force le passage avec les gorgerets mousses employés dans le grand appareil.

Sir Astley Cooper, après l'incision du périnée, dilatait graduellement, avec l'instrument hydraulique d'Arnotts, et arrivait, au bout de trente heures, à extraire un calcul du volume d'une noisette; mais M. Dolbeau dilate en peu de minutes sans rien déchirer.

Le Dr Willis proposa une uréthrotomie externe dans la région membraneuse et la dilatation graduelle avec l'instrument d'Arnotts, suffisante pour extraire un calcul de grandeur moyenne, et il nomma cette opération lithectasie ou cystectasie. Il conseilla la fragmentation des gros calculs. Son opération est celle qui se rapproche le plus de la lithotritie périnéale.

John Douglas (1727) est cité par le Dr Willis comme ayant proposé de dilater graduellement les fistules du périnée avec des tentes d'éponge ou de gentiane, de manière à pouvoir introduire une tenette et retirer une petite pierre.

Bouisson (de Montpellier) a fait la lithotritie en plusieurs séances, à travers des fistules vésico-périnéales préalablement incisées et dilatées et a nommé aussi son opération lithotritie périnéale.

M. Allarton, dans la lithotomie médiane, fait une petite incision périnéale, mais dilate la partie avec le doigt, tandis que M. Dolbeau insiste pour qu'on introduise pas du tout le doigt.

L'incision de M. Dolbeau est plus petite et plus rapprochée de la marge de l'anus que dans aucune des méthodes déjà mentionnées (2 centimètres de longueur). La dilatation est faite de la peau vers la vessie et tout le trajet est à peu près cylindrique.

Je crois que la méthode de M. Dolbeau est destinée à supplanter celle d'Allarton.

La fragmentation de gros calculs après la lithotomie date du temps d'Ammonius (d'Alexandrie), qui vivait 270 ans avant l'ère chrétienne, et qui se servait d'un ciseau de sculpteur, introduit par la plaie périnéale, pour briser, par de petits coups secs, les pierres trop grandes pour être extraites entières.

Franco, Paré, Covillard, Lecat, les Colot, Heister, frère Côme, tous se servaient de tenettes solides, plus ou moins grossières, pour broyer les gros calculs.

Parmi les auteurs modernes, Civiale, Willis, Nélaton, Allarton, ont préconisé la fragmentation des gros calculs. Malgaigne décrit la combinaison de la lithotritie et de la lithotomie sous le nom de lithotomie lithotriptique, et en poursuit l'histoire, à travers les siècles, jusqu'à l'antiquité la plus reculée. La méthode de M. Dolbeau pour briser le calcul, en passant par la portion prostatique de l'urèthre dilatée, diffère de toutes les méthodes mentionnées ci-dessus. Il se sert de lithoclastes solides, mais petits, que l'on peut ouvrir sans endommager le col de la vessie, et qui permettent de réduire les pierres en très-petits fragments. Il extrait immédiatement les débris à l'aide de petites tenettes ou de la curette. »

C'est ainsi que s'exprime Gouley, qui lui-même a fait trois lithotrities périnéales suivies toutes d'un résultat favorable.

L'historique de la lithotritie périnéale devrait donc à proprement parler ne comprendre que les travaux et les observations parus depuis 1863, époque à laquelle M. Dolbeau a donné son ouvrage de la pierre dans la vessie, où il fait connaître sa méthode et décrit le manuel opératoire. Remarquons que ce manuel opératoire a été tellement modifié depuis, que celui de 1863 et celui d'aujourd'hui constituent à proprement parler deux différents procédés.

En Allemagne, l'apparition de la lithotritie périnéale a été signalée dans le *Langenbeck's Archiv für chirurgie* de 1864.

On trouve dans les *Bulletins de la Société de chirurgie* pour 1869 et 1870, différentes discussions instructives sur la lithotritie périnéale de M. Dolbeau et la relation d'une opération de ce genre exécutée par M. Labbé.

En 1872, paraît le *Traité de lithotritie périnéale* de M. Dolbeau.

La même année le Dr Donnezan (de Montpellier) écrit sa thèse sur les différentes manières d'opérer les calculeux et parle de la méthode qu'il s'efforce d'attribuer à M. Bouisson, mais, quand il s'agit d'en faire la description, il s'empresse de copier le livre de M. le professeur Dolbeau, démentant par cela même ce qu'il voulait établir.

En 1873, M. le Dr Breau, médecin de la marine, donne, dans sa thèse inaugurale, une observation de lithotritie périnéale, faite à Rochefort par M. le professeur Duplouy. Le sujet de cette observation était un calculeux sur lequel on avait déjà fait des tentatives de lithotritie ordinaire, mais des complications forcèrent M. Duplouy à abandonner cette opération. La nouvelle méthode à laquelle il recourut lui donna un succès d'autant plus remarquable que le malade se trouvait dans de plus mauvaises conditions.

M. Krackowizer, chirurgien de l'hôpital allemand de New-York, lut, le 14 février 1874, à la Société médicale de l'État de New-York, un travail sur la lithotritie périnéale, qai a été publié par le *Medical Record*, de New-York, le 1er avril de la même année. Ce travail contient trois observations de lithotritie périnéale faites par Krackowizer lui-même. On trouvera ci-après la traduction de ce travail, ainsi que deux observations prises dans la pratique de M. le professeur Dolbeau. On pourra lire également une observation que M. Mallez m'a obligeamment remise, et qui contient la description d'une opération se rapprochant beaucoup de la lithotritie périnéale.

CHAPITRE II.

DESCRIPTION DES INSTRUMENTS SPÉCIAUX A LA LITHOTRITIE PÉRINÉALE.

Dilatateur de M. Dolbeau. — On a pu voir, par ce qui précède, qu'il est nécessaire de dilater un conduit en partie artificiel, et en partie naturel.

M. Dolbeau y arrive à l'aide d'un dilatateur particulier (fig. 1)

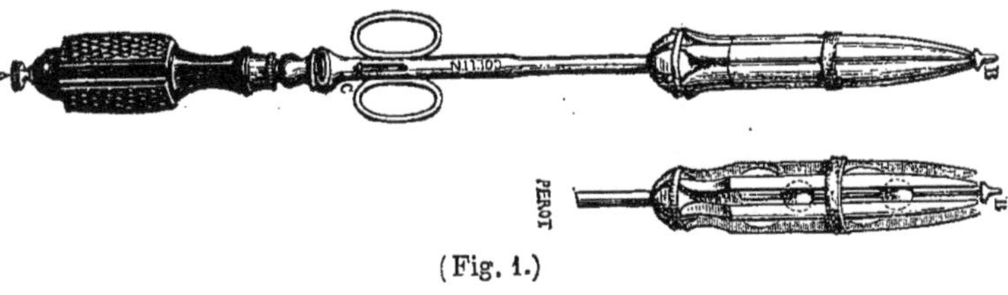

(Fig. 1.)

se composant de six branches d'acier disposées de 60 en 60 degrés autour d'un même axe, de manière à présenter, par leur ensemble, la figure d'un cône allongé. Ces six branches sont articulées, par une de leurs extrémités, correspondant à la base du cône, sur un même anneau concentrique et perpendiculaire à l'axe, tandis que les autres extrémités des branches sont en contact, à l'état de repos et constituent le sommet du cône.

L'anneau d'acier est supporté par un boule de laiton qui est soudée à une canule métallique, la perforant selon le diamètre perpendiculaire à l'anneau, et coïncidant avec l'axe du cône. Dans le prolongement de cette canule s'en trouve une seconde, pouvant tourner autour de son axe, indépendamment de la première, mais ne possédant aucun autre mouvement par rapport à elle. Cette seconde canule supporte le manche de l'instrument, qui la recouvre à la manière d'un manchon.

Il règne dans la cavité des deux canules et dans les deux tiers de l'espace vide, circonscrit par les six branches, une seule et même tige d'acier, munie, d'une part, à l'extrémité contenue dans la canule du manche, d'un pas de vis engagé dans un écrou renfermé dans la même canule et faisant corps avec elle; et munie, d'autre part, à l'extrémité correspondant aux six branches de deux boules de laiton, écartées d'environ 3 centimètres l'une de l'autre.

Cette tige, que j'appellerai l'excentrique, supporte, en un de ses points, une petite vis ou goupille faisant saillie dans une étroite fenêtre rectiligne, pratiquée, sur une longueur déterminée, à la première canule, près de sa jonction avec la canule du manche.

La petite vis ou goupille remplit à la fois deux objets, elle interdit à l'excentrique tous mouvements autres que ceux de va-et-vient, parallèlement à l'axe de l'instrument, et limite ces déplacements à une certaine longueur. En desserrant cette vis, on démonte une partie de l'instrument.

On comprend maintenant qu'en tournant le manche dans un sens ou dans l'autre, on imprime à l'excentrique un mouvement de translation, selon l'axe, dans un sens ou dans l'autre, et que les boules qu'il supporte doivent participer au même mouvement. A l'état de repos, elles se trouvent rapprochées le plus possible de la base du cône; mais si on tourne le manche de gauche à droite, elles se rapprochent de plus en plus du sommet du cône, jusqu'au moment où la goupille arrête le mouvement. Il suffit de tourner le manche en sens contraire pour faire repasser les boules par toutes les positions qu'elles ont occupées, en sens inverse, et les ramener à leur point de départ.

Dans cette dernière situation, elles se trouvent respectivement logées dans une chambre formée par la réunion d'échancrures pratiquées, à deux hauteurs différentes, sur les six branches du côté qui regarde l'axe de l'instrument.

Le bord de l'échancrure, tourné vers le sommet, représente un plan incliné sur lequel vient presser la boule correspondante, à mesure qu'elle se rapproche du sommet du cône. Grâce à cette pression, les six branches divergent de plus en plus, jusqu'à une certaine limite, quand on pousse les boules vers le sommet, mais quand les boules reviennent à la base, rien ne s'oppose à ce que les branches reprennent leur position première, par rapport à l'axe. La force qui les ramène à cette position est l'élasticité d'une bague de caoutchouc, qui cercle le cône, vers le milieu de sa hauteur, où les six branches portent une encoche pour la recevoir.

Si l'on enlève la bague de caoutchouc, les six branches se désarticulent et peuvent se nettoyer avec facilité.

Remarquons que les six branches ou valves du dilatateur ne sont pas d'une seule pièce; elles portent une charnière à environ 2 centimètres de la base du cône.

L'axe de la charnière est perpendiculaire au plan déterminé par l'axe de l'instrument et celui de la valve considérée.

Cette disposition permet au dilatateur, même lorsqu'il entre en action, de conserver une forme conique, et il peut suivre ainsi les indications du canal qu'il parcourt.

Notons en dernier lieu deux anneaux que porte la grande canule. Ils servent à maintenir le cône des valves, pendant qu'avec le manche on manœuvre l'excentrique.

C'est avec cet instrument que M. Dolbeau a entrepris, sur le cadavre, des expériences qui lui ont permis de déterminer le degré de dilatabilté du col de la vessie. C'est principalement sur ce fait qu'est fondée sa méthode, et on comprend tout l'intérêt qui s'attache à la détermination de la limite que l'on peut faire atteindre à la dilatation en toute sécurité. Les patientes expériences de M. Dolbeau l'ont amené aux résultats suivants : le col de la vessie se laisse distendre assez facilement, de manière à présenter une lumière de 2 centimètres de diamètre. C'est ussi la dilatation maximum produite par l'instrument employé a[illegible]s les opérations.

Dans cet état le col possède encore une assez grande rétractilité.

Si l'on introduit le dilatateur par une ponction faite, en arrière du bulbe, à la portion membraneuse de l'urèthre, on produit une déchirure de cette portion jusque vers le bec de la prostate. Mais cette déchirure ne va jamais plus loin, et la portion prostatique du même canal est toujours intacte quand on ne pousse pas la dilatation au-delà de la limite indiquée ci-dessus.

Si au contraire on veut aller au delà et pousser la dilatation à 3, 4, etc. centimètres, ce que M. Dolbeau a pu faire avec son dilatateur n° 2, on produit des déchirures du col et de la prostate. C'est ce fait qui a servi de base à M. Dolbeau pour fixer les dimensions de son dilatateur. La dilatation cesse, avec cet instrument, d'être un temps dangereux, mais aussi ne faut-il employer ni le doigt, ni d'autres dilatateurs. Nous reviendrons là-dessus plus loin.

Description du brise-pierre ou lithoclaste. — Le dilatateur de M. le professeur Dolbeau, n'est pas le seul instrument spécial à lithotritie périnéale, il en est aussi un autre qui a aussi droit à cette qualification, je veux parler du brise-pierre ou lithoclaste. Certainement il existait des lithoclastes avant la naissance de la méthode de M. Dolbeau, qui en a lui-même décrit et figuré un grand nombre dans son livre de 1872. Ceux de Marianus, Franco, Ambroise Paré, frère Côme, Heister, Nélaton, Civiale, Maissoneuve Fabri de Bologne s'y trouvent. Celui d'Heurteloup y est l'objet de réfléxions particulières. Le lecteur pourrait se demander s'il était nécessaire d'imaginer un instrument spécial pour fragmenter la pierre et si le lithotriteur uréthral ne suffisait pas. M. le professeur Dolbeau affirme qu'il est très-incommode, et ceci ne doit pas paraître étonnant, si l'on remarque que sa forme et ses dimensions ont été adaptées au chemin qu'il doit parcourir. Par le périnée, les conditions de la lithotritie changent, la voie est plus large, plus courte et ne fait plus le même angle avec la vessie. Il est donc difficile de déprimer, avec le talon, le cul-de-sac vesical. Or, comme c'est par cette manœuvre que l'on arrive à saisir la pierre sans danger pour la muqueuse, on comprend la valeur de l'objection. Avant d'arriver à un pareil jugement, M. Dolbeau, avait, du reste, fait construire, sur le modèle de celui de Heurteloup, un lithotriteur qui, modifié dans ses dimensions, était plus solide et plus court.

Il fallait donc un instrument plus convenable. La forme générale de la tenette est celle qui a servi de type à tous ceux qui ont été essayés depuis.

Celui auquel le chirurgien de Beaujon s'est arrêté définitivement, se compose d'une espèce de tenettes dont les cuillers présentent sur leur face prenante une disposition particulière.

L'une est creusée d'une sorte de gouttière qui règne à peu près sur toute sa longeur. Les bords de cette gouttière sont dentelés, et les dentelures regardent la face de la cuiller opposée. Celle-ci, au lieu d'être creusée d'une gouttière, porte une crête médiane ongitudinale dont les côtés, peu inclinés l'un sur l'autre, sont creusés de sillons dirigés à peu près près perpendiculairement à la crête. On voit donc qu'un calcul, posé sur la cuiller femelle, touchera celle-ci par deux lignes parallèles et écartées de toute la largeur de la gouttière; que, si on vient à rapprocher la branche mâle de l'autre, cette dernière touchera le calcul par sa crête, dont la projection sur le plan des bords de la gouttière tombe au milieu de ces deux bords. Le calcul se brisera donc, tout à la fois, par flexion et distension, et non par écrasement, ce qui se produit avec tous les autres lithoclastes proposés ou utilisés jusqu'à présent.

Les pierres dures résistent plus à l'écrasement qu'à la distension et à la flexion combinées. On prévoit donc qu'avec cet instrument peu de calculs pourront résister. M. Dolbeau, en effet, a fait, depuis son adoption, des lithotrities périnéales dans lesquelles la fragmentation a toujours marché avec une grande rapidité; c'est ce dont j'ai été moi-même témoin à sa dernière opération, le 9 juillet 1874, dans laquelle il avait affaire à un calcul dur et volumineux. Une autre particularité à noter dans cet instrument, c'est que les mors sont terminés l'un et l'autre par deux dents arrondies, correspondant à celles du mors opposé. Ces dents ont pour but de parer aux cas dans lesquels la pierre, volumineuse et dure, ne pourrait être d'abord embrassée par l'instrument. Par ce moyen, on peut la mordre, par places, en détacher des fragments et la réduire peu à peu, de la circonférence au centre, en d'autres termes, la gruger.

Quand ce brise-pierre est complétement fermé, les mors ne se touchent pas; de cette manière, on ne risque pas de pincer la muqueuse vésicale en recherchant la pierre.

Bien que cet instrument soit puissant et qu'il permette de gruger les pierres qu'il ne peut saisir dans ses mors, il est insuffisant dans les cas de pierres énormes, comme la fameuse pierre de 11 centimètres de longueur, que M. Dolbeau a rencontrée dans sa pratique.

Nul doute que le lithoclaste de Nélaton ou celui de Civiale modifiés et perfectionnés ne rempliraient cette lacune. M. Gouley s'est occupé de perfectionner le lithoclaste de M. Dolbeau. Voici d'ailleurs ce qu'il dit dans son traité des maladies des voies urinaires, paru en 1873: « Cet instrument est susceptible de perfec« tionnement dans les détails suivants: les mors pourraient « être raccourcis, l'articulation pourrait être légèrement mo« difiée pour prévenir la trop grande distension et peut-être la « déchirure du col vésical lorsque cet instrument est ouvert. « Ces défauts existent dans l'instrument définitivement adopté « par M. le professeur Dolbeau, et quoiqu'on puisse facilement « y remédier, il m'a semblé qu'un instrument dont les branches « conserveraient leur parallélisme pendant l'ouverture des « mors serait le moins contondant possible, et je pense avoir « trouvé la vraie manière de remplir ces conditions. Mon instru« ment n'est pas autre chose comme agencement général que la « pince uréthrale de Mathieu. Il est moins gros que celui de « M. Dolbeau, tout aussi solide, et capable de briser les plus « durs calculs. Les mors sont plus courts et peuvent s'écarter « l'un de l'autre de 55 millimètres, sa longueur totale est de 11 « pouces (environ 39 centimètres), et la circonférence de l'extré« mité vésicale de 42 millimètres.

« J'ai depuis réussi à construire un lithoclaste perfectionné « dont les mors peuvent être ouverts simultanément, grâce à « une légère addition à mon premier lithoclaste. Son bec est « recourbé de manière à permettre de saisir une pierre cachée « derrière le pubis. La circonférence de l'extrémité vésicale, à « la partie la plus épaisse, est de 45 millimètres et, conséquem« ment, plus petite que celui de M. Dolbeau. »

Voilà ce que dit M. Gouley de son lithoclaste. M. Dolbeau a soumis cet instrument à différentes épreuves, comparativement au sien, les résultats n'auraient pas été en faveur de l'instrument de M. Gouley.

L'inspection attentive du dessin qui accompagne cette description, dans l'ouvrage de Gouley, confirme ce résultat, cependant je me hâte d'ajouter que je n'ai fait par moi-même aucune expérience.

Maintenant que nous connaissons les deux instruments spéciaux qui servent à exécuter la lithotritie périnéale, nous allons étudier les détails de l'opération et son manuel dans un seul et même chapitre.

CHAPITRE III.

MANUEL OPÉRATOIRE.

L'opération de la lithotritie périnéale se compose de trois temps principaux:

1° Formation de la voie qui doit du périnée conduire dans la vessie;

2° Fragmentation de la pierre ou lithoclastie;

3° Extraction des fragments du calcul.

Comme dans les autres opérations graves, le chirurgien doit, préalablement, mettre le patient dans les meilleures conditions de santé qu'il pourra obtenir pour que celui-ci résiste le mieux possible à l'opération. Outre cette préparation hygiénique, il en est une seconde qui précède de peu de jours l'opération, M. Dolbeau réduit cette préparation à quelques soins des plus simples. Le malade prend un bain, deux ou trois jours avant l'époque fixée, puis la veille de l'opération, on lui administre une légère purgation de 12 à 15 grammes d'huile de ricin, par exemple.

Enfin les heures qui précèdent l'opération elle même sont employées à l'administration d'un ou de plusieurs lavements émollients, de façon à vider complètement le rectum, qui, distendu par des matières fécales, pourrait être exposé à une blessure.

Le malade peut prendre un bouillon ou une tasse de lait trois heures au moins avant l'inhalation du chloroforme.

On doit se munir de 200 grammes de chloroforme, vu la durée de l'opération; mais généralement les deux tiers de cette dose suffisent.

M. Dolbeau a supprimé les liens de toutes sortes employés pour maintenir le malade dans la position convenable. Cette suppression entraîne la nécessité d'avoir cinq aides.

Le premier administre le chloroforme.

Deux aides servent à maintenir le malade dans la position spéciale.

Le quatrième, le plus habitué de tous les aides, est chargé de fixer le catheter pendant toute la durée de l'opération; il relève en même temps les bourses pour découvrir le périnée.

Un dernier aide assiste directement le chirurgien et pourvoit aux besoins imprévus. Le chirurgien doit avoir à sa disposition plusieurs paires de draps, des compresses, de la charpie, des éponges et de nombreux bassins avec de l'eau froide et de l'eau chaude.

Les divers instruments qu'il faut toujours avoir sous la main pour faire la lithotritie sont les suivants:

1° Des catéthers de grosseur variée;

2° Une sonde d'argent à courbure brusque;

3° Un bistouri triangulaire à dos fort;

4° Divers casse-pierre;

5° De petites tenettes droites et courbes;

6° Une curette;

7° Une bonne seringue à anneaux, munie d'une sonde de gomme.

On doit, pour parer à des difficulté imprévues, se munir en outre des instruments suivants:

1° Un bistouri long boutonné;

2° Un lithotome double et un lithotome simple;

3° Un gorgeret;

4° De fortes tenettes;

5° Une canule à chemise.

Position de l'opéré. — Le malade sera placé sur un support (tel que table, commode, lit, etc.) bien ferme, et ne reposant pas sur des roulettes.

Ce support, garni d'un simple matelas, doit élever autant que possible le périnée du malade à la hauteur des coudes de l'opérateur, qui pourra ainsi procéder à l'opération debout, position dans laquelle il manœuvrera avec plus de facilité.

Le matelas est recouvert d'un drap, protégé lui-même des souillures auxquelles il est exposé par un grand carré d'étoffe imperméable (caoutchouc, toile cirée, papier ciré, etc.); enfin, au-dessus de tout cela on met une alèze.

Le périnée du malade, étendu sur le dos, doit légèrement dépasser le bord du support. Les membres inférieurs doivent être saisis chacun par un aide vigoureux.

Les cuisses seront placées dans l'abduction moyenne et fléchies à angle droit sur le bassin; une flexion plus grande ferait basculer le bassin et porterait le périnée beaucoup trop en haut et en avant. L'aide, placé à droite du patient, passe son bras gauche sous le jarret de celui-ci et le replie de façon que le pli de son coude soit en contact avec le creux poplité du malade. De la main droite il saisit solidement la plante du pied. Pour l'aide de gauche, c'est l'opposé : de son bras droit il accroche le genou, tandis que de la main gauche il embrasse fortement la plante du pied du patient.

Avant de placer le malade dans cette situation, on l'a préalablement anesthésié, c'est quand la résolution se produit qu'on l'attire vers le bout du lit et qu'on le met dans la position définitive.

Le chirurgien introduit alors le cathéter avec précaution. S'il éprouvait trop de difficultés, il ferait défléchir les cuisses pour remettre le canal dans des rapports anatomiques plus favorables à l'introduction du cathéter.

Celui-ci doit être à grande courbure et avoir une large cannelure, comme le cathéter spécial qu'a décrit Dupuytren. Bouisson emploie aussi un large cathéter. M. Dolbeau insiste, avec raison, sur ce détail. Il sera, en effet, bien plus facile de le fixer avec le doigt introduit dans la plaie, et on arrivera ainsi à placer à coup sûr le bout du dilatateur dans sa cannelure.

L'aide chargé du cathéter se placera à la gauche du malade. Il devra tenir le cathéter de façon que la partie rectiligne de l'instrument soit perpendiculaire à la paroi abdominale antérieure. Il prendra soin de déprimer fortement la paroi inférieure de l'urèthre, afin que l'opérateur le sente plus facilement à travers le périnée. Une recommandation très-importante, c'est qu'une fois en position, le cathéter ne bouge plus. L'aide devra éviter de le déplacer. Il a généralement de la tendance à le placer parallèlement à la paroi abdominale; dans ce cas, le bec du cathéter sort de la vessie et peut dévoyer les instruments.

M. Dolbeau a été témoin d'un semblable accident. Aussi insiste-t-il sur la précaution que doit avoir le chirurgien de mettre en contact le bout du cathéter avec la pierre, de la faire sentir à un des assistants et de la maintenir immobile à partir de ce moment. En France, la manière de tenir le cathéter me paraît vicieuse. On saisit, en effet, avec le pouce et l'index, le pavillon de l'instrument, et on s'efforce de tenir le bras immobile. En Angleterre, on agit différemment. On met la pulpe de la seconde phalange du pouce en contact avec la face du pavillon opposée à l'opérateur, l'axe du pouce étant parallèle à l'axe du cathéter. Tous les autres doigts sont repliés sur la face opposée du cathéter, de manière que leur direction soit perpendiculaire à l'axe de cet instrument. L'index presse transversalement, par la deuxième et troisième phalange, sur la face du pavillon qui regarde l'opérateur. Enfin, pour que la main reste immobile, la face cubitale du poignet appuie sur la symphyse pubienne.

Il me semble qu'ainsi l'aide chargé du cathéter peut, sans fatigue, maintenir l'instrument rigoureusement à la même place.

PREMIER TEMPS DE LA LITHOTRITIE PÉRINÉALE.

Formation du chemin qui doit du périnée conduire dans la vessie. — C'est le temps le plus difficile de l'opération et le plus caractéristique tout à la fois. Il a pour théâtre une région anatomique très-limitée.

Elle est englobée par un cylindre de deux centimètres de diamètre, ayant une de ses bases sur le périnée. Un diamètre de cette base coïncide avec le raphé, et elle touche, par un point de sa circonférence, au liséré de la muqueuse anale. La seconde base circonscrit l'ouverture du col de la vessie.

Dans cette région ainsi déterminée, on rencontre de la peau à la vessie.

1° la peau, 2° le tissu cellulaire sous-cutané lâche et peu chargé de graisse, 3° l'aponévrose superficielle, 4° l'entrecroisement des muscles du périnée, 5° une partie plus ou moins grande du bulbe uréthral, 6° du tissu cellulaire plus ou moins adipeux, 7° la région membraneuse de l'urèthe plus haut, 8° l'aponévrose moyenne, puis une partie de la prostate, qui entoure le commencement de l'urèthre et le col vésical.

Le bistouri doit manœuvrer sur une portion seulement de ces parties molles; il doit diviser la peau, l'aponévrose superficielle, sur une étendue de deux centimètres, immédiatement au devant du liséré de la muqueuse anale, en suivant la direction du raphé périnéal, puis ponctionner l'urèthre en arrière du bulbe et en avant de la prostate.

La région aura préalablement été rasée. Le bistouri devra avoir une pointe et un tranchant irréprochables; car la peau n'est pas facile à fixer. On conseille quelquefois de placer le pouce à droite du périnée, l'index à gauche, et de tendre transversalement les téguments. Cette manœuvre est très-commode sur le cadavre, mais il n'en est plus ainsi sur le vivant, qui s'agite constamment et change les rapports des parties.

On incise donc la peau et l'aponévrose superficielle, et l'on se trouve sur les muscles du périnée. On introduit alors l'index gauche dans la plaie, et on refoule les tissus au-devant du rectum, en agissant surtout dans l'angle postérieur de la plaie.

Si le sujet est maigre, on arrive alors facilement à sentir la cannelure du cathéter à travers les parties molles; mais, s'il est gras, on aura quelquefois beaucoup de peine à arriver à ce résultat. Dans ce cas, on prie l'aide qui tient le cathéter de faire bomber le périnée le plus possible, et on arrive ainsi à le sentir assez nettement. Aussitôt qu'on sent le cathéter, on le fixe avec l'index gauche, l'ongle tourné à droite, et on ponctionne l'urèthre, en ayant soin d'introduire la pointe du bistouri parallèlement à l'ongle de l'index gauche, et sur cet ongle comme conducteur.

Cette manœuvre est assez difficile, car la plaie des téguments étant étroite, on risque de se piquer en introduisant la pointe du bistouri. C'est alors que l'on s'expose à couper le bulbe, qui, comme le fait très-bien remarquer M. Dolbeau, est très-rapproché du rectum chez les gens avancés en âge. Aussi, je crois qu'il est prudent de plonger le bistouri, le dos tourné en avant et le tranchant vers le rectum. Si on coupe quelque chose, ce ne sera jamais que quelques fibres du sphincter externe.

La ponction faite, on l'agrandit un peu, de façon que l'ouverture de la portion membraneuse ait deux à trois millimètres; en même temps, on fait pénétrer l'index jusque sur le bord gauche du cathéter (le bord tourné à la gauche de l'opérateur), et l'on met le repli, formé par la pulpe du doigt et l'ongle, à cheval sur ce bord.

On peut remplacer maintenant le bistouri par le dilatateur. On a soin d'introduire le dilatateur de manière que la pointe rencontre la cannelure du cathéter à angle droit.

Voilà, sans contredit, la manœuvre la plus difficile du premier temps. Si le dilatateur n'est pas placé exactement dans la cannelure, ou si, en retirant le doigt, on le déplace, on est certain de produire une fausse route. Il faut donc s'assurer, avant de faire diverger les valves, que le dilatateur est bien au contact du cathéter. Il suffira de faire frotter la pointe dans la cannelure pour percevoir une sensation de frottement métallique qui ne trompera pas.

Ainsi, on vient de créer une voie artificielle du périnée à la portion membraneuse de l'urèthre, et on y a introduit le dilatateur. Cette voie est en ce moment très-étroite; pour l'élargir, il suffira de faire tourner le manche du dilatateur de gauche à droite. Pendant tout ce temps le cathéter est tenu immobile et le dilatateur est fortement pressé dans sa cannelure. Cette première dilatation agrandit légèrement l'ouverture faite à la portion membraneuse. M. Dolbeau a constaté, en effet, qu'il se produit dans cette portion une déchirure se dirigeant vers le bec de la prostate, mais ne le dépassant pas. On a soin de procéder lentement à la dilatation. Puis on fait reprendre au dilatateur sa forme première, et on a accompli ce que M. le professeur Dolbeau appelle le premier temps secondaire de l'ouverture de la vessie.

On procède maintenant au deuxième temps secondaire de l'opération. En ce moment, la pointe du dilatateur tombe à angle droit sur le cathéter; si l'on voulait le pousser, le cathéter s'y opposerait.

Il est donc nécessaire de changer les rapports. Pour cela, on abaisse vers soi le pavillon du cathéter, de manière que la tige fasse avec la paroi abdominale un angle de 130 à 140 degrés. La pointe du dilatateur est devenue, par cette manœuvre, presque parallèle à la cannelure du cathéter, et, si l'on pousse le dilatateur, sa pointe glissera dans la cannelure et pénétrera dans la portion prostatique de l'urèthre. Cette pénétration ne peut se faire sans danger, que quand on a bien fait le premier temps de dilatation.

« On pourrait, dit M. Dolbeau, dans la plupart des cas, intro-
« duire le dilatateur jusque dans la vessie, en substituant celui-
« ci au cathéter par une manœuvre semblable à celle qui s'exé-
« cute pendant la taille, pour faire pénétrer le lithotome jusque
« dans le réservoir urinaire.

« Au lieu de cette introduction rapide, je préfère, pour plus
« de sécurité, exécuter ce que j'appelle le deuxième temps de la
« dilatation périnéale, etc. »

Ainsi, il ne faut pas vouloir pénétrer jusque dans la vessie, il vaut mieux commencer par dilater une partie de la portion prostatique et achever la déchirure de la portion membranense, si, dans le premier temps, elle ne s'est pas entièrement produite.

On dilate donc, comme dans le premier temps, lentement, puis on referme le dilatateur, et on arrive au troisième temps.

Cette fois, on engage le dilatateur jusque dans le col vésical et on retire définitivement le cathéter, puis on dilate comme précédemment. Mais il n'est pas toujours possible de pénétrer en trois fois jusque dans la vessie ni de retirer le cathéter. Dans ce cas, il faut commencer par dilater la portion dans laquelle le dilatateur a pénétré, puis on referme, et on va plus loin.

Cette difficulté se rencontre chez les sujets gras, comme celui que M. Dolbeau a opéré le 15 juillet 1874. Il fallut faire trois dilatations dans le col. La difficulté se produirait également dans le cas de valvule prostatique. Mais, comme le recommande M. Dolbeau, il suffira d'opérer lentement et à plusieurs reprises, pour arriver aisément jusque dans la vessie. Chez certains sujets, la dilatation du col peut être pratiquée rapidement; chez d'autres, au contraire, on éprouve une grande résistance, et elle doit aller lentement.

Pendant cette dernière manœuvre, on sent quelquefois la pierre frotter contre l'extrémité du dilatateur. Cette sensation est bonne à rechercher : le chirurgien est alors certain d'être arrivé dans la vessie.

Une fois la dilatation accomplie, on a terminé le premier temps de l'opération. Avant de commencer le second, on s'assure que le chemin est libre, au moyen de petites tenettes qu'on introduit jusque dans le réservoir urinaire. Si celui-ci ne contient que des calculs inférieurs à deux centimètres, on peut les retirer immédiatement, et l'opération se trouve ainsi réduite au premier temps.

Si l'opérateur sait que le calcul est d'une plus forte dimension, il ne devra pas essayer de le saisir ou de l'extraire, car il s'exposerait à l'engager profondément dans le col et à ne plus pouvoir ensuite ni avancer ni reculer, sans exercer sur l'organe des violences toujours dangereuses. Cet inconvénient s'est présenté dans le troisième cas de M. Duplay. La tenette avait saisi la pierre de telle sorte qu'il n'était plus possible de la dégager. On se contentera donc de constater la position, la mobilité de la pierre, ainsi que sa grandeur, si cette dernière recherche n'a pas été faite préalablement.

DEUXIÈME TEMPS DE LA LITHOTRITIE PERINÉALE.

Lithoclastie. — Ce temps pourra manquer quelquefois, avonsnous vu plus haut; c'est quand la pierre aura des dimensions inférieures à deux centimètres dans deux sens différents. Nous avons déjà étudié l'instrument que M. Dolbeau a adopté. Je l'ai vu dernièrement à l'œuvre, le 9 et le 15 juillet. Dans le premier cas, la pierre était volumineuse et dure; après quelques moments de recherches, elle a été saisie et broyée immédiatement. Il est peu de pierres qui puissent résister à l'action puissante de cet instrument. Ce n'est que pour des pierres de dix à douze centimètres qu'il sera insuffisant.

On huile les mors de l'instrument avec soin et on l'introduit fermé, en faisant de petits mouvements latéraux et verticaux pour déplacer les brides que les tissus fibreux peuvent former sur son parcours; quand on le sent dans la capacité vésicale, on cherche la pierre, on ouvre les mors en prenant une branche de chaque main, et on tâche de saisir la pierre. Les manœuvres sont quelquefois longues, et elles peuvent varier avec les cas particuliers.

Quand la prostate est volumineuse, il se trouve généralement un bas-fond très-profond; on peut alors faire introduire le doigt d'un aide dans le rectum, en le priant de soulever le bas-fond de la vessie, afin de faire saillir la pierre.

Si la pierre n'est pas excessive, on la saisit entre les mors, et, généralement, d'un seul coup on la fragmente en morceaux assez petits pour être tous extraits aisément. Si on les juge trop grands, on les broie de nouveau, puis on retire le lithoclaste chargé de fragments, mais entièrement fermé.

Si la pierre est trop grande pour être saisie par le casse-pierre, on l'attaque de la circonférence au centre, on la gruge au moyen des deux dents qui terminent chacun des mors de l'instrument. On retire les débris de temps à autre, en reprenant le grugement à mesure du déblayage.

Avec des ménagements et du temps, M. Dolbeau est venu à bout d'une semblable opération; mais ne nous dissimulons pas que ces cas sont les plus mauvais, et que c'est en vue d'obvier aux difficultés qu'ils présentent qu'on devra tendre à perfectionner ce temps de la lithoclastie, en cherchant des instruments nouveaux.

TROISIÈME TEMPS DE LA LITHOTRITIE PÉRINÉALE. — EXTRACTION.

Ce troisième temps se confond dans la pratique avec le deuxième; car ils se suivent immédiatement. Aussi M. Dolbeau les décrit-il ensemble. C'est par une série de fragmentations, et d'extractions que l'on débarrasse la vessie. La tenette va et vient à chaque instant, et ne s'arrête que lorsqu'elle saisit des morceaux trop gros, ou quand tout est évacué.

« Pendant toutes ces manœuvres, dit M. Dolbeau, page 97 de

sa Lithotritie périnéale, il est bon de faire, de temps en temps, des injections froides dans l'intérieur de la vessie. Ces injections seront faites par le périnée, au moyen d'une seringue à anneau, sur laquelle on aura adapté une grosse sonde de gomme, ou bien encore une sonde volumineuse de caoutchouc vulcanisé. Je dirai en passant, et à propos des injections, qu'il faut abandonner cette idée, d'ailleurs très-répandue, que des irrigations peuvent avoir pour résultat d'entraîner des débris calculeux et par suite de débarrasser la vessie. Il n'en est rien : l'injection la mieux faite ressort sans entraîner la moindre parcelle de pierre; il est donc inutile de multiplier les tentatives qui seraient au moins inutiles si, en se renouvelant, elles ne devenaient dangereuses.

« Je le répète, il ne faut employer les injections que comme un moyen de faciliter la manœuvre des instruments? »

On comprendra d'autant plus facilement ce résultat que généralement le col vésical, tout en ayant subi une dilatation, revient sur lui-même et conserve fort bien l'injection, qui, ne pouvant ressortir que par la sonde, n'est pas capable d'entraîner des particules un peu considérables. Dans les récentes opérations de M. Dolbeau, effectuées sous mes yeux, il en a toujours été ainsi.

On achève de déblayer la vessie avec la curette qui drague, pour ainsi dire, tout le fond de cet organe. Il faut avoir soin de la retirer en tournant son ouverture en haut et vers soi, ce qui s'obtient en relevant la tige de l'instrument.

Enfin, on fait une dernière injection et une dernière perquisition au moyen d'une sonde métallique à courbure brusque, introduite par l'urèthre. Ce cathétérisme fait souvent découvrir de petits fragments qui avaient échappé aux autres moyens de recherches.

M. Dolbeau n'emploie plus le bouton pour exécuter cette manœuvre.

L'opération est terminée; nous pourrions passer à un autre chapitre, s'il n'était nécessaire de donner quelques détails de pratique importants, qui servent à diriger la conduite ultérieure du chirurgien.

On fait la toilette de la région et des parties avoisinantes, en nettoyant avec une éponge, imbibée d'eau tiède, tout ce qui est souillé de sang, on les sèche ensuite, et l'on place contre la plaie une éponge douce, retenue seulement par l'adduction des cuisses du patient et par une serviette.

On replace le malade sur son lit, préservé des souillures par une alèze de caoutchouc vulcanisé. Voilà à quoi se réduit le pansement. M. Dolbeau, en effet, a reconnu l'inutilité et même le danger des sondes à demeure. Les malades souffrent bien moins sans elles et guérissent plus vite. Il suffit de faire tourner le malade sur le côté pour voir ce qui se passe.

On aura soin de veiller à ce que le malade soit tenu avec une propreté extrême.

Quelquefois l'urine produit de l'érythème; on y remédie en le saupoudrant avec de la fécule et en nettoyant souvent les parties.

C'est surtout à chaque miction et à chaque garde-robe que l'on devra renouveler les soins de propreté.

Il faut surveiller le malade comme après toute opération chirurgicale et saisir les indications qui se présentent.

Pour me rendre un compte aussi exact que possible du premier temps de lithotritie périnéale ; je l'ai exécuté sept fois sur le cadavre.

M. le professeur Tillaux a eu l'extrême obligeance de m'en faciliter les moyens; qu'il en reçoive ici mes remerciements sincères et empressés.

M. Demarquay a fait construire un dilatateur à quatre valves concentriques, et divergeant à peu près à la manière d'un spéculum quadrivalve. Une des valves porte un bouton en saillie sur les trois autres et est destinée à servir de conducteur.

A première vue, il semble que cet appareil soit préférable à celui de M. Dolbeau. Je l'ai donc essayé, mais je n'ai jamais pu pénétrer dans la vessie. En effet, ou bien on suit le manuel opératoire de M. Dolbeau, ou bien, après la ponction de l'urèthre, on tâche d'entrer immédiatement jusque dans la vessie.

Dans le premier cas, on dilate d'abord la boutonnière uréthro-périnéale. Mais qu'arrive-t-il? La branche qui sert de conducteur, étant fixée par le cathéter, reste dans l'axe de la boutonnière, tandis que les trois autres valves divergent d'un seul côté de la branche conductrice. On déchire donc d'un seul côté, soit à droite, soit à gauche, soit au-dessus ou au-dessous; on produit ainsi une fausse route, généralement en bas et à droite de l'opéré, espèce de diverticulum dans lequel, plus tard, l'urine pourra croupir et s'infiltrer.

Quand on voudra ensuite faire pénétrer le dilatateur dans la portion prostatique de l'urèthre, on n'y arrivera pas, car la première dilatation n'a pas agrandi la ponction de la partie membraneuse; elle a eu lieu tout en dehors de l'urèthre, à cause de la longueur du bouton que porte la tige conductrice. Si l'on veut s'obstiner à faire pénétrer le dilatateur quand même, ce ne sera qu'au prix de déchirures profondes et de désordres graves.

Ainsi donc, on n'arrivera dans la vessie qu'après avoir fait un diverticulum et avoir largement déchiré l'urèthre membraneux. Quand la dilatation sera terminée, on ne pourra faire pénétrer le casse-pierre dans le col de la vessie qu'en se fourvoyant chaque fois dans le diverticulum péri-uréthral, que l'on agrandira ainsi de plus en plus.

Je connais telles opérations de lithotritie périnéale dans lesquelles on s'est servi de ce dilatateur et en faisant la dilatation en trois temps. Evidemment, il a dû se produire les désordres indiqués ci-dessus.

Peut-on alors rendre responsable la lithotritie uréthrale des accidents qui se sont produits dans ces cas malheureux ? Non, sans doute, aussi je les ai rejetés hardiment, et je pense avoir agi ainsi en toute justice. Une autre considération autorisait, en outre, cette conduite, c'est que les incisions avaient été tenues deux fois plus grandes que celles que recommande M. Dolbeau, et qu'elles n'occupaient pas la position qu'il leur assigne.

Nous avons à examiner maintenant le cas où on aura voulu pénétrer du premier coup dans la vessie, avec le dilatateur de Demarquay. A cause des dimensions de ce dilatateur, on ne pourra y arriver qu'après avoir fait une large boutonnière à la partie membraneuse de l'urèthre. On ne se trouve plus alors dans les conditions de l'opération. Si l'on veut faire une large boutonnière, on risque fort de blesser le bulbe ; bien que l'on dise que la blessure du bulbe est facile à éviter. Elle est plutôt la règle quand on veut donner à l'incision un centimètre.

Dans deux exercices, j'ai employé le dilatateur de Dolbeau, perfectionné par Colin. Il porte un bouton en avant des six valves. Ce bouton doit servir à le maintenir dans la cannelure du cathéter. J'ai le regret de dire que j'ai fait deux fois fausse route avec cet instrument ; deux fois j'ai bien mis le bouton dans la cannelure, mais deux fois le bouton a fait glisser l'instrument en dehors du cathéter, et j'ai fait une fausse route entre le rectum et la vessie, en arrière de la prostate. Ce bouton est trop arrondi et trop mobile ; aussitôt que les lames commencent à s'écarter, elles dévient. On arriverait, sans doute, dans la vessie, mais, avec le dilatateur primitif de Dolbeau, on y arrive toujours, il suffit de l'avoir mis, tout d'abord, en contact avec le cathéter et de procéder avec lenteur.

Des exercices que j'ai faits, il m'est resté cette notion qu'une fois la peau et l'aponévrose divisées à la place et dans l'étendue indiquées, il fallait tâcher de voir les muscles du périnée, puis, ayant fixé le cathéter avec l'index gauche, plonger le bistouri le dos tourné en haut dans l'épaisseur du sphincter externe de l'anus, de manière à traverser sa partie antérieure. Deux fois j'ai ponctionné seulement à l'entrecroisement des muscles, et deux fois j'ai légèrement coupé le bulbe. M. Dolbeau exécute ce temps avec une grande rapidité et pour ainsi dire comme sans y regarder.

Une seconde remarque à noter, c'est qu'on doit placer le dilatateur de manière qu'il tombe bien perpendiculairement sur le cathéter et conserver ces rapports tant qu'on fait la première dilatation. Sinon l'on fait une fausse route au-dessous de l'urèthre, et on peut aller plonger dans les veines qui entourent la prostate. Avec le doigt passé dans le trajet dilaté, on sent très-bien quand on a fait une fausse route. Si on avait commencé à dilater dans ces conditions, il faudrait replacer le cathéter dans la cannelure, recommencer avec beaucoup de soin et veiller, en enfonçant le dilatateur, à ne pas s'égarer dans la fausse route.

Dans le cas où l'on se sera aperçu qu'on a fait un commencement de fausse route, il me paraît prudent de ne pas laisser le malade sans sonde à demeure, afin de ne pas l'exposer à une infiltration urineuse. Je laisse à d'autres, plus compétents que moi, le soin de résoudre cette difficulté.

En Amérique, on a déjà cherché à perfectionner la dilatation, et on a inventé, dans ce but, des instruments nouveaux. On verra, dans les observations de M. Krockowizer, une rapide description de ces instruments; je ne puis rien en dire, car je ne les connais pas suffisamment, mais je crois qu'ils devront préalablement être essayés avec soin sur le cadavre. J'ai seulement remarqué que Krackowizer donnait à la dilatation une limite supérieure à celle qu'a adoptée M. Dolbeau, je crois qu'il s'expose par là à l'accident de la déchirure du col.

Il m'a paru rationnel de faire connaître maintenant les observations dont j'ai parlé en commençant. On pourra les considérer comme des applications directes de la méthode. On trouvera, en outre, la description d'une opération faite par le Dr Mallez. Cette opération a quelques points de contact avec la méthode de M. Dolbeau; elle pourrait être considérée comme une variété; mais je n'ai point voulu la comprendre dans le tableau général des opérations de lithotritie que j'ai pu rassembler. Ce tableau est placé après cette observation. Il sera alors plus commode, d'étudier les suites, les accidents, les complications, les avantages, etc., de la lithotritie périnéale.

OBSERVATIONS

M. Krackowizer, M. D., chirurgien du German hospital, à New-York, a fait trois opérations de lithotritie périnéale. Il a lu sur ce sujet, à la Société médicale de New-York, un travail qui a été inséré dans le *Medical record*, de la même ville, le 1er avril 1874, c'est ce travail que nous traduisons ici *in extenso* :

Lorsque, l'année dernière, j'entendis M. le professeur J. W. S. Gouley, lire son travail sur la lithotritie périnéale, à la Société médicale, je résolus de mettre cette méthode à l'épreuve à la première occasion qui s'offrirait.

Elle diffère de la taille médiane et elle lui est supérieure principalement pour deux motifs :

1° En ce qu'elle dilate l'incision, la portion prostatique de l'urèthre et le col vésical d'une façon plus douce et plus graduelle qu'il n'est possible de le faire avec le doigt;

2° En ce que, on renonce, tout d'abord, à extraire des pierres entières d'un diamètre supérieure à 2 centimètres, pratique basée sur ce qu'il n'est pas prudent de dilater la voie formée par la *taille médiane* au-delà de 2 centimètres et demi ; on exposerait le malade aux dangers immédiats et consécutifs de la déchirure et de la contusion des parois de la voie d'extraction du calcul.

J'ai à rapporter trois cas pour lesquels j'eus recours aux conseils et à l'assistance du Dr Gouley, et dans lesquels j'employai les instruments qu'il m'avait obligeamment prêtés, en me conformant exactement aux règles formulées par Dolbeau, avec cette différence que l'incision de la portion membraneuse fut faite en enfonçant hardiment, et en un seul temps, le bistouri jusqu'à la cannelure du cathéter, et qu'elle fut tenue plus grande que celle de Dolbeau.

Observation I. — G. A., âgé de 14 ans, horloger, avait depuis environ huit ans les symptômes rationnels d'un calcul vésical. La pierre fut d'abord découverte par le Dr Georges M. Schweig, de New-York, qui m'appela en consultation en avril 1873. Le malade fut chloroformé et la vessie distendue par une injection d'eau chaude; un lithotriteur fut introduit et la pierre saisie à différentes reprises dans le but d'en déterminer les dimensions. Le plus grand diamètre parut être de 55 mm. et le plus petit de 40. La pierre étant saisie une dernière fois, le bec de l'instrument fut tourné vers le fond de la vessie et fut poussé fortement en bas et en arrière, tout en relevant le manche de l'instrument, de sorte que le doigt introduit dans le rectum put déterminer la forme de la pierre avec une exactitude absolue. Cette exploration confirma ce que les mesures prises avec le lithotriteur nous avait déjà appris ; à savoir : la présence d'une pierre presque ronde et assez tendre.

La prostate fut trouvée un peu hypertrophiée.

Les débris restés adhérents aux deux branches du lithotriteur ne laissaient aucun doute sur la nature du calcul ; au moins, quant à sa surface, il était phosphatique. Quoique le malade eût de l'embonpoint et que les troubles fonctionnels locaux ne fussent pas bien grands, il était néanmoins affaibli et pâle, aussi je jugeai prudent de le soumettre à un régime tonique, pendant quinze jours, avant de faire l'opération.

Elle eut lieu le 20 mai 1873. Après avoir dilaté la voie d'extraction de la façon décrite par Gouley, dans son ouvrage, la pierre fut réduite en fragments, en partie avec le lithoclaste de Dolbeau et, en partie avec celui de Gouley, puis les fragments et les petits débris furent extraits, ce qui nécessita l'introduction répétée des instruments.

L'hémorrhagie fut insignifiante. Le poids des fragments et des débris s'éleva à 1,324 grains. Le malade eut froid pendant une heure ou deux après l'opération. On donna dixgra ins de quinine et on plaça un suppositoire d'opium. A cela près et à l'exception de quelques doses de quinine renfermant chacune 5 grains, on ne fit pas d'autre médication. Il y avait à peine un mouvement fébrile, le pouls n'ayant jamais dépassé 100 pulsations, la température 99 degrés Farenheit. Pendant les premières vingt-quatre heures qui suivirent l'opération, le malade continua à être maître de son sphincter vésical, bien qu'il eût de fréquentes envies d'uriner. Les intervalles entre chaque miction devinrent de plus en plus longs jusqu'à ce que, au bout de cinq jours, il pût retenir l'urine durant quatre à cinq heures. Déjà, le lendemain de l'opération, une partie de l'urine passait par le méat et, dès le cinquième jour, la plus grande partie passait par les voies naturelles, on voyait soudre à peine quelques gouttes durant l'acte de la miction.

Le onzième après l'opération, on permit au malade de se lever et de se promener dans la chambre. Le quatorzième jour, je trouvai le vieillard assis à son atelier; il n'y avait plus, dans la plaie, qu'une suppuration superficielle et, dix jours plus tard, elle était parfaitement cicatrisée. Le Dr Schweig, qui avait été très-exact à donner tous les soins consécutifs à l'opération et qui avait pris note précise de tous les détails de l'observation, fit une injection dans la vessie le 6 juin (dix-sept jours après l'opération) puis il le sonda. Il ne put trouver avec la sonde le moindre débriset l'eau injectée n'en montra pas trace.

Les facultés génitales qui avaient complètement sommeillé durant les souffrances, revinrent quelques mois après, et la santé de M. M. s'est toujours conservée bonne, sous tous les autres rapports jusqu'à ce jour.

Obs. II. — Un enfant rachitique, A. P., de l'âge de 3 ans, avait depuis sa naissance une incontinence d'urine. Un peu moins d'un an auparavant, une attaque de rhumatisme lui avait laissé une insuffisance de la valvule mitrale.

Des symptômes rationnels de calcul vésical se développèrent bientôt après; on les attribua à une recrudescence de l'énurésie, qu'un médecin supposa être causée par l'étroitesse du prépuce. Il l'incisa sans apporter aucun soulagement; le Dr L. Conrad vit l'enfant, et l'ayant sondé, il découvrit une pierre dans la vessie. Il m'appella en consultation, et mon examen confirma son diagnostic. Le toucher rectal démontra que la grandeur de la pierre dans tous les sens était à peu près de 3|4 de pouce.

L'opération de Dolbeau fut faite le 3 juin 1873. Le dilatateur de Dolbeau servit à effectuer la dilatation d'une façon très-lente et avec tous les soins possibles. C'est avec la pince de Gouley que la fragmentation fut opérée.

Les fragments et la poudre en lesquels la pierre se réduisit furent enlevés partiellement avec la pince (brise-pierre) de Gouley et partiellement avec des tenettes de petites dimensions. Presque pas de sang. La pierre était phosphatique; son poids d'environ 8 grammes. Il n'y eut aucune réaction ; et qui mieux est, l'enfant n'avait, depuis plusieurs mois, jamais aussi bien dormi que la nuit qui suivit l'opération.

L'urine ne commença à couler par le méat urinaire que le quatrième jour après l'opération, et ce ne fut que le quatorzième qu'elle s'écoula exclusivement par les voies naturelles. A quelle époque l'enfant put-il retenir ses urines à volonté? La complication préexistante de l'énurésie ne permit pas de le constater. Quand je revis l'enfant, il y a trois mois, il se portait très-bien, mais l'énurésie persistait.

Il y a peu de temps, M. Gouley me fit part de certaines idées; il pensait qu'il était possible de perfectionner la manière de dilater la voie d'extraction; que l'on pouvait substituer au dilatateur de Dolbeau un meilleur instrument, et il travaillait à en perfectionner un de son invention.

Voici en quoi il consiste : c'est un cathéter de gomme élastique, lâchement enveloppé par un sac de caoutchouc, fixé par chacune de ses extrémités aux deux bouts du cathéter. Ce sac peut être rempli d'eau au moyen d'un tube d'alimentation adapté à son extrémité inférieure. Je promis à M. Gouley de le mettre à l'essai, dans la première opération de lithotritie périnéale que je ferais.

Bientôt après, mon attention fut attirée sur le dilatateur gradué du Dr W. Molesworth, qui est incontestablement supérieur à l'instrument de Gouley, parce que les tubes du premier, nécessaires pour dilater le passage, peuvent être facilement introduits dans la sonde au moyen de cathéter cannelé, tandis que le sac affaissé de Gouley, formant pour ainsi dire deux ailes latérales incommodes à manier, s'oppose à l'introduction de l'instrument dans le passage à dilater. En outre, les parois du sac sont trop minces, et elles n'auraient pas assez de force pour pouvoir, même lorsqu'il est rempli d'eau, refouler les tissus et dilater le col de la vessie et son sphincter. Il est plutôt à craindre que celui-ci ne lui fasse prendre la forme d'un sablier horaire.

Dans le dilatateur de Molesworth, on trouve, au contraire, un tube de caoutchouc, à parois très-épaisses, qui ne se laisse distendre que par l'action d'une grande force et qui ne se dilate que progressivement.

On peut juger de la puissance en ouvrant le robinet, une fois qu'il est rempli d'eau; on voit alors celle-ci jaillir avec une force considérable. L'occasion de l'essayer s'offrit bientôt à moi.

Obs. III. — P. W....., d'environ 40 ans, souffrait d'entérite chronique et de diarrhée colliquative depuis sept ou huit ans; il entra pendant l'été de 1873 à l'hôpital allemand de New-York, dans un état d'épuisement extrême. Il pouvait à peine tenir ses garde-robes, ou bien il ne les sentait pas venir.

Aussi avait-il constamment un bassin placé sous lui. A force de soins et d'analeptiques, il reprit quelques forces et put enfin s'asseoir. L'appétit revint un peu, le nombre de ses selles diminua et se réduisit enfin à 4 ou 5 par jour; elles devinrent un peu moins liquides, mais sans être jamais moulées. Vers octobre 1873, il se plaignit d'un plus fréquent besoin d'uriner, de douleurs pendant l'acte de la miction et de ténesme vésical, persistant un certain temps après cet acte. Ces incommodités ne faisant que s'accroître, l'interne se décida à explorer la vessie au moyen d'une sonde; il constata alors la présence d'une pierre. Le malade fut immédiatement transporté dans une salle de chirurgie, qui était alors sous ma direction. Après quelques jours de repos, je répétai l'examen, et je trouvai le diagnostic de l'interne exact. Le diamètre de la pierre, évalué avec le lithotriteur, était de 45 mm. Le toucher rectal, fait de la façon décrite dans le premier cas, me fit découvrir que la pierre était ronde, car tous ses diamètres étaient égaux. Pendant les quelques jours de repos qui suivirent, on examina l'urine fréquemment et soigneusement.

Elle contenait de l'albumine et un peu de mucus. L'examen microscopique y fit découvrir une grande quantité de filaments fibrineux. Ce n'était donc pas seulement la portion excrétante des voies urinaires qui était malade, mais aussi la portion sécrétante.

Le 13 janvier 1874, je soumis ce cas peu favorable à l'opération de la lithotritie périnéale. Le malade fut éthérisé, et après l'ouverture de la portion membraneuse de l'urèthre, j'essayai l'introduction du dilatateur nº 2, de Molesworth, qui permet une dilatation d'un pouce de diamètre. Il fut retiré progressivement et les parties refoulées par son action revinrent fort peu sur elles-mêmes. Le doigt put tout d'abord pénétrer jusque dans la vessie. Il me fallut un certain temps avant de pouvoir saisir la pierre, mais une fois saisie, le broiement en menus morceaux et en un grand nombre de fines particules marcha rapidement; et tout fut successivement extrait par l'introduction répétée de petites tenettes. La pierre était un calcul urique et pesait à peu près une demi-once (15 à 16 grammes). Il y eut fort peu de sang. Mes craintes que, chez un individu si affaibli par une diarrhée chronique et porteur de reins si désorganisés, la réaction ne déterminât la suppression de la sécrétion urinaire et l'urémie, ne se réalisèrent pas fort heureusement; tout au contraire, il supporta l'opération parfaitement bien.

Le soir même de l'opération, il était maître de son sphincter vésical, quoiqu'il fût obligé d'uriner toutes les demi-heures.

Le jour suivant, ces intervalles augmentèrent.

Le troisième jour, quelques gouttes d'urine apparurent au méat, et quarante-deux heures après l'opération, il pouvait retenir ses urines pendant cinq heures consécutives. C'est ainsi qu'il passa encore plusieurs jours, mais alors la diarrhée reprit avec son ancienne violence et il eut souvent des selles liquides involontaires. Il ne fut plus dès lors en état de nous dire si, en même temps que ses selles, il évacuait l'urine involontairement. La plaie avait toutefois bon aspect; deux jours avant mon départ, la diarrhée paraissait s'être calmée, et il lui était possible de retenir l'urine à volonté pendant une heure ou deux.

Il y a donc quelque espoir que la plaie se ferme et que l'urine passe par les voies naturelles, bien que l'opéré doive tôt ou tard succomber à la maladie qui le tourmente depuis de si longues années.

Dans une note, M. Krackowizer ajoute : Le malade est mort d'épuisement le 12 février 1874 (huit jours après la lecture du travail ci-dessus). L'autopsie a montré que la plaie de l'opération avait guéri, à l'exception d'un trajet d'un millimètre de diamètre, allant de la portion membraneuse de l'urèthre au périnée.

Obs. IV. — Prise par M. le Dr Mancash dans le service de M. le professeur Dolbeau à l'hôpital Beaujon, salle Saint-Denis, lit no 41.

Le nommé V. R., cordonnier, âgé de 76 ans, entre à l'hôpital le 14 juin 1873, voici ce qu'il raconte :

Il y a quatre ans, il a commencé à ressentir des douleurs derrière le pubis, à avoir de l'incontinence d'urine et du ténesme vésical. Il était forcé d'aller uriner à chaque instant, mais pour rendre seulement quelques gouttes. Cet état s'est aggravé, tout à coup, il y a environ six semaines. Il était obligé de se lever à chaque instant la nuit pour expulser à peine 2 ou 3 gouttes d'urine. Joignez à cela du ténesme rectal et de l'incontinence des matières fécales. Tous ces symptômes le décidèrent à entrer à l'hôpital.

Antécédents (rien de signalé, pas de maladies vénériennes).

Le 14 juin, la sonde fait découvrir un calcul volumineux. On lui propose l'opération, qui est acceptée immédiatement; celle-ci est fixée au 19 juin.

Le 18 au soir, T. 38; P. 56, langue blanche, humide. On lui fait appliquer un suppositoire au beurre de cacao et extrait thébaïque; souffre moins en urinant.

Le 19 juin. T. 37, P. 56, avant l'opération.

On transporte le malade à l'amphithéâtre où on le chloroforme, puis il est mis dans la position convenable. L'opération est faite par M. Dolbeau selon les règles qu'il a posées dans son livre sur la lithotritie périnéale. Le col dilaté, on introduit des tenettes moyennes, qui permettent de saisir le calcul. Les branches extérieures sont écartées de 3 centimètres. La pierre est brisée avec le lithoclaste de Dolbeau, et on réintroduit les tenettes moyennes pour retirer les fragments; on injecte ensuite, dans la vessie, de l'eau en grande quantité au moyen d'une sonde en caoutchouc introduite à travers la plaie. On s'assure ensuite que tous les fragments ont été retirés et on transporte le malade à son lit

T. du soir 37°,3, P. 76. On lui donne à manger deux potages seulement. Le malade a saigné un peu par la plaie qui laisse écouler de l'urine. Le passage de celle-ci le fait souffrir. Il n'a pas uriné par le méat.

Le 20. T. 37°,2, P. 64; on observe une tache ecchymotique autour de la plaie; celle-ci est petite et ne paraît presque pas, si on n'écarte les bords avec les doigts. Le soir, T. 37°,6. P. 76,

Le 29. T. 39°,4; P. 80; langue blanche. Douleurs dans le ventre; sensations de froid; frissons. On en ignore la cause; la plaie est belle (administration de 1 gramme de sulfate de quinine).

Le soir. T. 39; P. 100.

Le 22. T. 37°, P. 70. On donne 0 gr. 50 cent. de sulfate de quinine; le soir, T. 37°,6; P. 72.

Le 23. T. 37°,3; P. 64.—Soir, T. 38°,2; P. 72. Langue blanche et humide. — Lavements.

Le 24. T. 37°,3; P. 64. Depuis son lavement le malade a eu de la diarrhée; elle ne s'est arrêtée que ce matin. Langue blanche et humide. — Soir, T. 37°,9; P. 72. Langue blanche et humide.

Le 25. T. 37°,8; P. 60. Langue blanche et humide. Soir, T. 40; P. 84. Langue blanche, un peu sèche; facies grippé; le malade se plaint de douleurs dans le bas-ventre; cependant il a mangé avec appétit et bien plus qu'il ne fallait, car le soir il avait du délire et ne répondait plus aux questions. Agitation vive.

Le 26. T. 38°; P. 72. Langue humide et blanche, le malade est très-calme. L'agitation d'hier soir n'a été que passagère, il dit qu'il sort un peu d'urine par le méat. Le soir, T. 37°,5; P. 72. Langue blanche et humide; l'urine passe par la plaie.

Le 27. Le malade n'est pas allé à la selle depuis deux jours; on lui ordonne un lavement, T. 39°,5; P. 72. Langue blanche et humide. Le soir, T. 39°,2; P. 80. Même état de la langue. Le malade est un peu agité.

Le 28. T. 37°; P. 64; langue blanche et chargée; le lavement que le malade a pris lui a causé une diarrhée abondante qui a duré toute la soirée et la nuit. Soir, T. 38°5; P. 76; langue blanche et humide : plus de diarrhée.

L'urine sort toujours par la plaie, le malade se plaint de son *orchite*. (L'apparition de l'orchite n'a pas été signalée dans l'observation.

Le 29. Rien noté.

Le 30. T. 37°,3; P. 84. Langue blanche et humide; le malade n'a pas d'appétit. Soir, T. 37°,3; P. 76. Langue humide, pas chargée. Le malade nous dit avoir mangé avec appétit (potages, œufs, fromage à la crème et fraises). Il souffre moins de l'orchite; il urine par la plaie, mais la douleur est presque nulle quand l'urine y passe. Celle-ci s'écoule cinq ou six fois par jour.

1er juillet. T. 37°; P. 80. Langue humide, pas chargée. — Soir, T. 38°,8; P. 80. Appétit.

2 juillet. T. 37°; P. 68. Langue blanche et humide. Le malade s'est levé dans la nuit en délirant et parlant beaucoup. — Soir, T. 38; P. 70.

Le 3. T. 37°; P. 72. Langue blanche et humide; état général bon; le malade a déliré encore la nuit, mais il dort bien pendant la journée,—Soir, T. 37°,7; P. 72.

Le malade est sorti et s'est promené au jardin,

Le 4. T. 36°,4; P. 60. Langue humide.

A partir de ce moment l'opéré a continué à bien aller.

Le 5. La plaie est entièrement cicatrisee.

Le 6. Le malade sort.

J'ai vu moi-même ce malade, 15 juillet 1874. Il est vif et alerte, et sa figure colorée exprime le meilleur état de santé. Il ne se plaint de rien et va très-bien.

Obs. V. — Raf..., fermier, âgé de 67 ans, demeurant dans la commune de Chassy, n'a eu, à sa connaissance, dans sa famille, aucun parent calculeux et graveleux. Il a été, antérieurement, sujet à des accès de fièvre intermittente et à des attaques de rhumatisme articulaire aigu.

Il avait éprouvé avant le mois d'août quelques légères douleurs dans la région de la vessie, mais d'un caractère si fugace qu'il n'y prenait pas garde et ne peut les préciser.

Le 2 août 1873, à la suite d'une course en voiture, il ressentit une vive brûlure derrière le pubis et urina une assez grande quantité de sang. Toutefois, il put revenir chez lui le jour même sans trop de peine, l'hématurie s'étant arrêtée d'elle-même. A partir de cette époque il a eu constamment de la douleur en marchant et des envies fréquentes d'uriner. Notons que la voiture suspendue le faisait bien moins souffrir que la marche. En février 74, ayant fait une chute, ses douleurs augmentèrent de violence. Son médecin, le Dr Témoin, l'ayant sondé, reconnut la pierre. On l'engagea à venir se faire opérer par M. le professeur Dolbeau.

Après le cathétérisme fait dans son pays, le malade eut un accès de fièvre.

Le malade arrivé le 5 juin à Paris, entra à la maison de Saint-Jean-de-Dieu, où M. Dolbeau l'opéra le 16 juin, d'après la méthode qu'il a créée.

J'ai vu le malade onze jours après l'opération, c'est-à-dire le 27 juin; il déclare très-affirmativement n'avoir ressenti, depuis la lithotritie, presque aucune douleur au périnée, et n'avoir jamais eu de fièvre. Il n'éprouve qu'un peu de faiblesse. Le 26, il s'est levé quelques heures dans sa chambre, s'est tenu à la fenêtre et s'y est refroidi, aussi a-t-il, le jour même, eu un peu de fièvre et mal à la gorge; mais le 27 tout est rentré dans l'ordre. Le pouls est très-calme, 64. L'urine continue à sortir en partie par la plaie; dès le second jour, il en sortait par l'urèthre.

Le mardi 30 juin. Le malade est complètement bien. Appétit bon, pouls normal. L'urine continue à s'écouler en partie très-minime par la plaie.

Le vendredi 3 juillet. — Le malade se promène dans le jardin. L'urine ne s'écoule plus du tout par la plaie depuis le 1er juillet. Il ne souffre nullement en marchant; il demande à quitter l'établissement.

Le samedi 4 juillet, au matin, le malade me montre sa plaie. Tous les tissus sous-jacents à la peau sont parfaitement cicatrisés. Il est entièrement à sec.

Le 6 juillet, la peau est cicatrisée, tout est guéri. Le malade part.

Je n'ai pas assisté à l'opération ci-dessus, mais l'interne, Chevalet, de M. Dolbeau m'a dit que tout avait eu lieu selon les règles, et que l'opération avait à peine duré vingt-cinq minutes.

Ce cas est remarquable par la grande régularité avec laquelle a marché la guérison. Il n'y a pas eu un seul jour ni fièvre, ni douleur. Le périnée n'était ni gras ni maigre.

Depuis, M. le professeur Dolbeau a fait, le 9 et le 15 juillet 1874, deux opérations de lithotritie périnéale, auxquelles il m'a fait l'honneur de me faire assister, je ne dirai que quelques mots de ces deux opérés, parce qu'ils sont encore en cours de traitement.

Chez l'un d'eux, qui est un vieillard de 64 ans, le périnée était assez maigre, et quoique la pierre fût dure, tous les temps de l'opération se sont rapidement succédé, et en moins de vingt-cinq minutes tout était terminé. A peine si l'opéré a perdu deux cueillerées de sang.

Chez l'autre, qui est un homme d'environ 50 ans, excessivement chargé de graisse, l'opération a présenté beaucoup de difficultés, mais M. le professeur Dolbeau, avec son habileté et son sang-froid bien connus, les a toutes surmontées. Le périnée était d'une profondeur excessive, de manière que, pour atteindre la cannelure du cathéter, l'incision des parties molles une fois faite, il fallut plonger le doigt assez profondément dans la plaie et la rechercher avec soin. Cette manœuvre réussit parfaitement bien, mais il faut reconnaître qu'un chirurgien qui n'aurait pas fait de nombreuses répétitions sur le cadavre aurait pu échouer facilement.

En outre, le malade, qui se congestionnait aisément sous l'influence du chloroforme, n'avait pu être complètement chloroformé, et comme il était très-fortement constitué, il n'était pas aisé de l'empêcher de remuer. Aussi l'opération dura-t-elle un peu plus de temps que les autres : trois quarts d'heure.

Il eût été certainement plus commode de faire une lithotritie uréthrale, mais le malade avait une vessie fongueuse très-saignante et incrustée de dépôts pierreux dans son arrière-fond. Ces considérations avaient été pour M. Dolbeau une indication suffisante de la lithotritie périnéale.

De ces deux opérés, le premier, âgé de 64 ans, va bien; il a eu, le lendemain de l'opération, c'est-à-dire le 10 juillet, un accès de fièvre, mais depuis le pouls et la chaleur sont revenus à l'état normal; il n'éprouve guère qu'un ténesme vésical assez fatigant. Sa vessie était atonique; avant l'opération, on était obligé de le sonder. Il en est de même à présent. Je crois également que cette considération aurait pu déterminer M. Dolbeau à recourir à sa méthode dans ce cas particulier, si une autre indication toute aussi pressante ne l'y avait engagé. M. Dolbeau avait d'abord essayé la lithotritie uréthrale, mais le patient fut pris le lendemain d'un violent accès de fièvre qu'il ne fut pas facile de calmer.

M. le Dr Mallez a eu l'obligeance de me remettre une observation dans laquelle on verra décrite une opération se rapprochant par quelques points de la méthode de M. le professeur Dolbeau. Il s'est produit une complication qui n'est pas sans un certain intérêt. Ces motifs m'ont déterminé à lui donner place ici.

Observation (prise par M. le Dr Jardin, chef du serivce de Mallez). — Calcul vésical.—Taille avec dilatation du col.— Phlébite.—Guérison.

M. J..., ancien négociant, âgé de 61 ans, a de la gravelle dans les urines depuis environ douze ans. En 1870, à la suite d'un bain, et sans avoir jamais rien ressenti du côté de la vessie, il a rendu, par l'urèthre deux graviers de la grosseur d'un pois. Pas de coliques néphrétiques.

Les symptômes rationnels de calculs ne se sont montrés qu'au mois d'août 1873. Plusieurs hématuries assez abondantes, avec douleurs très-vives à la fin de la miction, jet d'urine coupé, exagération de la douleur chaque fois que le malade allait en voiture, etc., etc.

M. J... consulta à cette époque, et le chirurgien conseilla la lithotritie. Une séance eut lieu le 5 septembre, à la suite de laquelle il y eut expulsion d'une très-petite quantité de débris et des hématuries assez abondantes. Le malade s'affaiblit et le 20 septembre un érysipèle furonculeux envahit la région des fesses et celles des lombes.

M. J... garda le lit pendant deux mois; en mars, M. le Dr Mallez fut consulté. En raison des accidents qui avaient suivi la séance de lithotritie et en raison de la dureté de la pierre, M. Mallez proposa la taille qui fut acceptée sans hésitation par le malade, qui se refusait d'ailleurs à de nouvelles manœuvres de lithotritie.

L'opération eut lieu le 10 mars 1874 à 10 heures du matin. Un lavement avait été administré de bonne heure et 0 gr. 50 de sulfate de quinine pris à l'intérieur. On anesthésia le malade à l'aide du chloroforme et un cathéter ayant été introduit, le Dr Mallez pratiqua l'opération suivante :

Dans un premier temps il fit au périnée, à quelques millimètres en avant de l'anus, une incision rectiligne transversale de 4 à 5 centimètres, divisant alors successivement les diverses couches du périnée, en s'approchant autant que possible du rectum, il arriva sur la portion membraneuse de l'urèthre qu'il ponctionna.

Dans un second temps, l'opérateur introduisit par la plaie son dilatateur (fig. 2) dont la pointe vint buter sur le cathéter et au moyen

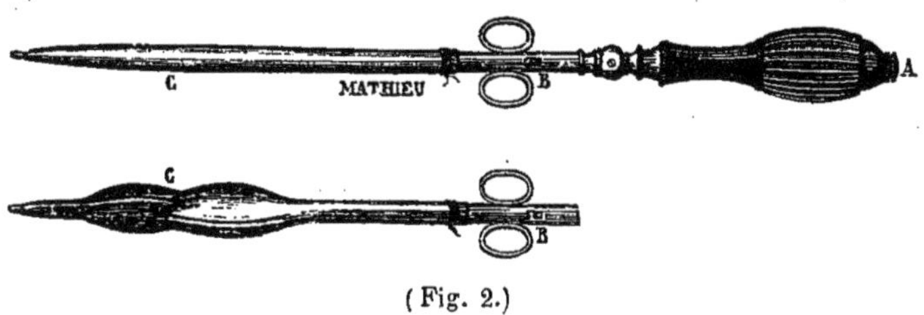

(Fig. 2.)

duquel il dilata lentement et successivement la portion membraneuse la portion prostatique de l'urèthre et le col de la vessie. Enfin, dans un troisième temps, l'opérateur fit, au moyen de petites tenettes, l'extraction du calcul. Celui-ci, composé d'urate et d'acide urique, était très-dur; il égalait une fève en dimension. Il présentait les traces de la séance de lithotritie qui avait eu lieu précédemment.

Une injection d'eau froide fut faite dans la vessie et dans le rectum, et toute menace d'hémorrhagie supprimée; l'opéré, revenu de l'anesthésie, fut placé sur son lit, le siége un peu élevé. Quelques vomissements bilieux apparurent et cédèrent promptement à l'administration de tilleul chaud avec cognac.

La journée se passa sans accidents, le malade ne se plaignait que d'un peu de ténesme vésical se montrant environ toutes les heures. Les urines furent promptement conservées par la vessie, et à chaque miction il en sortait une petite quantité par l'urèthre.

A 3 heures de l'après-midi, le pouls calme, ample, à 82, la température axillaire à 36°,7. A 8 heures du soir, le pouls était à 90 et la température à 37°,9.

Le jour de l'opération le malade ne prit qu'un peu de bouillon froid et de vin de Bordeaux.

11 mars 1874. La nuit a été sans sommeil par suite du ténesme vésical se montrant fréquemment. Une légère ecchymose s'est montrée au périnée et aux bourses. Lotion sur la plaie avec eau alcoolisée. A 8 heures du matin, le pouls est à 90, la température à 38°.

Lavement pour vider le rectum ; puis lavement morphiné, qui contribua à diminuer de beaucoup le ténesme.

Potage léger, vin de Bordeaux. — Soir, P. 80 ; T. 38°,4.

Le 12. Nuit très-bonne, sommeil calme ; ténesme vésical insignifiant ; soif modérée ; ecchymose stationnaire. P. 72 ; T. 36°,8.

Potage, filet de sole, Bordeaux. — Soir, P. 72 ; T. 37°,8.

Le 13. Nuit très-bonne, pas de ténesme, la quantité d'urine qui passe par la plaie diminue d'une façon notable. Un grand lavement le matin. P. 68 : T. 36°,9. L'appétit revient, les trois quarts de l'urine passent par l'urèthre. — Soir, P. 72 ; T. 37°.

Le 14. Rien à noter, si ce n'est que l'urine ne passe qu'en très-petite quantité par la plaie, qui a bon aspect.

Température et pouls normaux. On alimente le malade. Mêmes soins pour la plaie.

Le 15. Rien de particulier.

Le 16. Pendant toute la journée l'urine qui, la veille, passait presque en totalité par l'urèthre s'est écoulée presque uniquement par la plaie.

Le 17 et jours suivants. A partir de ce jour l'urine réapparaît par l'urèthre pour finir au bout de quelques jours par ne suivre que son cours normal.

Les forces revenaient, et le malade commençait à quitter son lit lorsque le 11 avril la plaie, qui jusqu'alors avait marché franchement vers la cicatrisation, et qui était réduite aux dimensions d'une pièce de cinquante centimes, changea d'aspect et laissa écouler un pus mêlé de bulles gazeuses. En même temps le membre inférieur gauche devenait le siége d'un gonflement assez marqué et douloureux, et l'on sentait manifestement à la pression un cordon le long de la veine crurale.

Ventre tympanisé ; pouls petit et précipité ; délire bruyant. Onctions mercurielles sur le membre inférieur, enveloppement avec de la ouate. Teinture d'aconit à l'intérieur.

Le lendemain, l'état du malade s'était de beaucoup amélioré. Des symptômes précédents il ne restait plus que ceux qui siégeaient au membre inférieur gauche.

La même médication fut suivie pendant quelques jours, et la plaie fut fortement cautérisée avec le nitrate d'argent.

Un mois après cet accident, toute trace de phlébite était dissipée, et M. J... faisait sa première sortie.

Cette opération se rapproche sous plus d'un rapport de la méthode de M. Dolbeau, mais elle en diffère par la direction de l'incision et par ses dimensions. Ces différences ne constituent pas, je crois, un perfectionnement apporté à la méthode. Une incision aussi vaste expose aux hémorrhagies, à l'infection purulente et à la phlébite. Car en suivant la paroi antérieure du rectum, on ouvre incontestablement des vaisseaux assez grands. L'accident qui est arrivé le 11 avril peut-il être attribué à la direction et à la grandeur de l'incision ? C'est ce que je ne saurais décider; mais je crois que, par la méthode de M. le professeur Dolbeau, on se met plus facilement à l'abri de semblables complications.

C'est ici le lieu de récapituler brièvement toutes les opérations de lithotritie périnéale que j'ai pu connaître. Le tableau suivant a été dressé dans cette intention.

CHAPITRE IV.

SUITES NATURELLES DE LA LITHOTRITIE PÉRINÉALE. — ACCIDENTS ET COMPLICATIONS. — COMPARAISON AVEC LES TAILLES.

Ce tableau nous fournit les données nécessaires pour répondre au titre de ce chapitre.

Chez le plus grand nombre des opérés nous voyons que la cicatrisation marche assez vite : en moyenne, tout est complètement revenu à l'état normal dans l'espace de 26 jours 1/2. C'est ce qui résulte de la moyenne numérique, calculée sur la totalité des cas. Mais si nous retranchons quatre ou cinq cas dans lesquels la cicatrisation a été très-longue et entravée par des maladies intercurrentes, nous ne trouverons plus qu'une moyenne de quinze ou seize jours.

Voici comment marche la guérison, d'après M. Dolbeau : Le malade, remis dans son lit, éprouve une réaction fébrile accompagnée de chaleur, puis il s'endort, et ce sommeil réparateur n'est troublé que par le besoin d'uriner; c'est, en général, trois quarts d'heure à une heure après l'opération que se manifeste ce besoin. Les malades redoutent généralement le moment de la première miction. Il faut les engager à laisser sortir le liquide par une sorte de détente volontaire; on doit leur recommander d'éviter les efforts irréfléchis de miction auxquels se laissent entraîner bien des opérés que le tenesme tourmente.

« L'urine sort enfin par le périnée; elle entraîne quelques « petits caillots et généralement elle est teintée de rouge. Quant « à la douleur, elle est un peu vive, mais ne dure pas.

« Pendant les premières vingt-quatre heures, le régime du « malade consiste à boire de l'eau rougie ou bien une légère in- « fusion chaude; on lui prescrit seulement quelques bouillons. »

M. Dolbeau conseille de tenir prête une préparation opiacée pour la première nuit, mais ne la fait donner que si le malade en a absolument besoin, le lendemain le malade pourra prendre café, chocolat, potages et eau rougie.

La température augmente et le pouls s'accélère ce jour-là. Le malade n'a pas d'incontinence d'urine; il n'urine que par intermittence et à des moments plus ou moins éloignés.

Vers le troisième jour, la plaie du périnée suppure, et à partir de ce moment, le malade vous dit qu'il perd les urines. C'est en effet ce que j'ai constaté chez deux malades. Ceci est dû à la suppuration; mais cette incontinence diminuera rapidement à mesure que les bourgeons charnues se développeront.

Le malade n'a pas besoin de rester immobile dans son lit, il peut se coucher alternativement sur le dos et l'un des deux côtés.

A la fin de la première semaine, l'appétit reparaît, en même temps que le mouvement fébrile s'évanouit, et une plus grande proportion s'écoule par le méat. Il est même des malades qui se trouvent complètement guéris; c'est ainsi que les sujets des observations 13, 20 et 28 ont été guéris le premier, en sept, le deuxième en cinq, et le troisième, en huit jours. C'est ce qu'on peut appeler une cicatrisation par première intention.

Il est bon d'assurer, pendant les dix premiers jours, les garde-robes. On prescrit dans ce but un lavement émollient à prendre tous les matins.

Complications. — Les complications qui peuvent entraver la marche de la guérison ou compromettre les jours du malade ne sont pas bien nombreuses. Comme dans toutes les autres opérations pratiquées sur les voies urinaires, ce sont d'abord les accès de fièvre. C'est la complication la plus fréquente, mais généralement on en a assez facilement raison.

La rétention d'urine a été observée une fois. M. Dolbeau admet que l'infection purulente s'est présentée une fois; depuis elle ne s'est pas renouvelée.

Si on a vu deux fois l'infiltration urineuse, on ne peut la mettre à la charge de la méthode. Dans ces cas, en effet, on a reconnu l'existence de fausses routes indépendantes de l'opération.

Il est une complication qui paraît réellement liée à l'opération, c'est l'ecchymose du scrotum et la tumeur sanguine du bulbe; mais cette complication n'est pas dangereuse; elle ne le devient réellement que lorsqu'elle est accompagnée d'infiltration urineuse. Dans ce cas, il peut y avoir gangrène du scrotum. Mais nous avons déjà vu que l'infiltration urineuse n'avait été consécutive qu'à des fausses routes produites par la sonde.

Mentionnons encore la douleur dans le bas-ventre et le ténesme vésical.

La plaie peut quelquefois s'enflammer et se rouvrir après avoir marché un certain temps vers la cicatrisation. Cela arrive lorsque la vessie a été longtemps le siége d'une cystite calculeuse, ou bien lorsqu'il s'est engagé quelques débris de pierre restés dans la vessie. Une fois il y a eu orchite, mais l'observation ne note pas si elle préexistait à l'opération.

Quant à l'hémorrhagie, elle est toujours insignifiante, pour ne pas dire nulle. Jusqu'à présent, il n'y en a pas eu une seule à enregistrer. C'était d'ailleurs en partie en vue d'éviter cette complication et l'infection purulente que M. Dolbeau avait cherché une voie nouvelle; la statistique vient démontrer d'une manière évidente que l'éminent chirurgien ne s'est pas trompé dans ses prévisions.

Si la méthode que nous étudions avait une date plus ancienne et si elle avait été pratiquée par un plus grand nombre de chirurgiens, on pourrait penser à la comparer par la statistique aux autres modes opératoires des calculeux, à la lithotritie et aux différentes tailles.

Mais nous n'avons pu réunir que l'analyse de 46 cas. Thompson a dressé un tableau de statistique de la mortalité pour la taille latéralisée. Il a pris un nombre d'opérations s'élevant à 1827, et il a trouvé que sur ce nombre brut il y avait eu 229 morts, ce qui donne 1 mort sur 7 1/2 opérés.

Dans le tableau que j'ai dressé, nous trouvons 10 morts sur 46 opérés, ce serait là un chiffre bien moins favorable que celui de la taille latéralisée, *en Angleterre*. Mais, si nous divisons notre somme d'opérés, comme l'a fait Thompson, en différentes catégories, d'après les âges, nous arriverons à des résultats bien meilleurs. Nous voyons alors qu'il y a eu de 1 à 5 ans 2 opérés, de 17 à 20 ans, 2 opérés ; 1 opéré de 26 ans qui est mort ; de 30 à 38, 2 opérés ; de 39 à 48, 2 opérés, dont 1 mort ; de 49 à 58, 4 opérés dont 1 mort ; de 59 à 70, 24 opérés dont 7 morts, et de 71 à 81, 3 opérés, tous sauvés.

Ainsi parmi les enfants de 1 à 5 ans, nous ne comptons que 2 opérés, et l'on sait que c'est à cet âge qu'on guérit le mieux de l'opération de la taille latéralisée. Thompson, en effet, trouve 1 mort sur 14 $\frac{1}{3}$. De même, de 6 à 11, il y a un mort sur 23 $\frac{1}{2}$, et nous n'avons aucun opéré de cette catégorie. Or, remarquons que, dans la table de Thompson, le nombre d'opérés de ces deux catégories forme une somme de 1,150, presque les deux tiers des opérés sur lesquels la moyenne brute a été calculée. Tous les autres résultats sont donc grandement influencés par celui-là.

La catégorie qui donne le plus mauvais résultat est précisément celle qui nous a fourni le plus d'opérés. C'est celle de 59 à 70 ans ; chez Thompson, nous trouvons la proportion de 1 mort pour 3 $\frac{3}{4}$ et dans notre tableau nous trouvons 7 morts pour 24 opérés, ou bien 1 mort pour 3 $\frac{3}{7}$. Ce dernier chiffre n'est guère éloigné de celui de Thompson. Et c'est réellement le seul chiffre que l'on puisse comparer à celui de Thompson, car il est pris sur un nombre déjà suffisant d'opérations. Dans les autres catégories, le nombre d'opérations est encore trop restreint pour que la statistique soit concluante. Nous voyons d'ailleurs que les enfants ont bien supporté l'opération, ainsi que les vieillards. Au-delà de 71, ceux-ci ont tous guéri.

Ainsi donc, en France, par la lithotritie périnéale on arrive à d'aussi bons résultats que par la taille latéralisée en Angleterre, et tout le monde sait qu'en Angleterre les résultats des opérations de ce genre sont bien plus favorables qu'en France : il est donc certain que la lithotritie périnéale vaut mieux que la taille latéralisée, qui est celle qui donne les meilleurs résultats en Angleterre, car la taille médiane ne fournit, en Angleterre, que la moyenne de 1 mort sur 3 1/2 opérés dont l'âge est compris entre 59 et 70 ans.

Remarquons, en outre, que les opérés de lithotritie périnéale sur lesquels nous raisonnons avaient, pour le plus grand nombre, subi d'autres tentatives chirurgicales, qu'ils se trouvaient par suite placés dans des circonstances plus mauvaises que celles des opérés de taille ordinaire.

Enfin, nous avons admis indistinctement tous les morts et nous les avons tous portés sur l'avoir de la lithotritie périnéale, mais on pourrait les discuter et on verrait alors que le chiffre de la mortalité diminuerait notablement. C'est ainsi que les observations XXII, XXV, XXXII et XLIII pourraient fournir matière à discussion. Mais je crains d'être entraîné trop loin et de dépasser les bornes que je me suis posées. J'en viens donc aux objections qu'on a faites à l'opération :

Elle se réduisent à deux : 1° opération difficile et longue à exécuter; 2° on peut laisser des fragments dans la vessie.

La première est sérieuse et réelle. Mais ce n'est pas tant la difficulté que la longueur de temps qu'elle demande pour être exécutée qui rebutera le plus les chirurgiens. Elle n'est que longue. De plus, elle exige des instruments spéciaux et coûteux. Or, si ce sont là deux considérations importantes pour les chirurgiens des petites villes, dans les grands centres, elles deviennent tout à fait secondaires. Car si l'opération est plus longue à exécuter, une fois qu'on en connaît bien la manœuvre, elle offre infiniment moins de dangers que la taille, et le chirurgien le moins habile peut arriver par un certain exercice à l'exécuter avec une précision presque mathématique.

Quant à la deuxième objection qui consiste à prétendre qu'on est exposé à laisser des débris dans la vessie on ne peut nier qu'elle soit fondée; mais n'en est-il donc pas de même pour la lithotritie et pour la taille? Oui, dans cette dernière opération, on peut, dans les différentes manœuvres, ébrécher le calcul et en laisser un morceau dans la vessie. Avec de l'attention toutefois et de la patience on arrivera à éviter ce danger.

La plupart du temps les petits débris qu'on laisse sortent d'eux-mêmes; c'est ce que l'on a pu voir dans un cas.

CHAPITRE V.

INDICATIONS DE LA LITHOTRITIE PÉRINÉALE.

Les indications de la lithotritie périnéale peuvent être étudiées déjà au point de vue spéculatif et au point de vue pratique. Au point de vue spéculatif, ce côté de la question a déjà été fort bien traité par M. le Dr Breau dans sa thèse déjà citée.

Il a examiné les indications successivement chez l'enfant, l'adulte et le vieillard. Il en est arrivé à ces conclusions :

1° Chez l'enfant, la lithotritie périnéale doit être faite d'emblée;

2° Chez l'adulte, on doit d'abord tenter la lithotritie uréthrale et ne recourir à la méthode de M. Dolbeau qu'en cas d'insuccès;

3° Chez le vieillard, il y a lieu d'examiner les diverses circonstances dans lesquelles se trouve l'opéré. Il faudra avoir recours à la lithotritie périnéale toutes les fois que les circonstances suivantes viendront contre-indiquer la lithotritie uréthrale, à savoir : vessie étroite, calcul dur, volumineux, enkysté, organes génitaux-urinaires enflammés.

Il est d'autres circonstances, selon M. Breau, qui peuvent indiquer de recourir d'emblée à la lithotritie périnéale.

Les divers états pathologiques de l'urèthre, comme rétrécissements, etc.

En outre, les tumeurs des bourses, les hernies inguinales peuvent dévier l'urèthre et gêner le cathétérisme.

La blennorrhagie, le chancre uréthral, les valvules qui se montrent souvent dans les portions musculaires et prostatiques de l'urèthre.

Ajoutons ensuite que toutes les inflammations aiguës ou chroniques qui atteignent la prostate, la vessie et surtout les uretères et les reins contre-indiquent la lithotritie par l'urèthre. C'est justement dans ces cas que la lithotritie périnéale se montre nettement supérieure.

M. Bréau examine ensuite les contre-indications de la lithotritie et en arrive à cette conclusion qu'il y a contre-indication toutes les fois qu'on sera sûr de ne pouvoir arriver à broyer la pierre, qu'il y aura un calcul développé dans la prostate, ou enfin quand le calcul aura pour noyau un corps étranger dont les formes et les dimensions ne lui permettraient pas de passer aisément par le trajet de la lithotritie périnéale, si toutefois ce corps étranger était d'une dureté telle qu'il ne pût être broyé en même temps que la pierre.

Ainsi, au point de vue spéculatif, M. Bréau ne m'a guère laissé à glaner après lui; qu'il me soit donc permis d'examiner la question au point de vue pratique, et pour cela jetons les yeux sur la colonne des indications du tableau.

Nous voyons que le plus souvent on n'a eu recours à la lithotritie périnéale que parce que la lithotritie uréthrale développait une réaction si vive qu'il y avait à craindre pour la vie de l'opéré. Ainsi donc, toutes les fois qu'on saura, par des phénomènes antécédents que le malade est porteur d'organes génito-urinaires très-irritables, il ne faudra pas hésiter à recourir à la lithotritie périnéale.

La dureté du calcul vient en seconde ligne. Toutes les fois qu'on n'aura pu entamer le calcul par la voie uréthrale, ce calcul ayant d'ailleurs un volume ordinaire ou assez grand, nous aurons une nouvelle indication de recourir à l'opération de M. Dolbeau.

Le volume de la pierre est aussi un motif suffisant de lithotritie périnéale, car les séances de lithotritie uréthrale seront toujours longues dans ces conditions, et la plupart des fois il sera impossible de saisir le calcul.

Lorsque la vessie sera le siége d'une inflammation aiguë ou chronique, ce sera encore le cas d'appliquer la méthode de M. Dolbeau, après avoir préalablement calmé l'inflammation aiguë. L'inflammation chronique devra, pour devenir une indication suffisante, être poussée à un certain degré.

Le rétrécissement uréthral se trouve aussi au rang des indications, et certes c'en est une des plus légitimes. Il faut quelquefois plusieurs mois pour faire la voie au lithotriteur et pendant ce temps-là les accidents dus à la présence de la pierre vont leur chemin.

La parésie de la vessie et la paralysie complète sont une indication de la lithotritie périnéale. Dans ces cas-là, en effet, il faudrait évacuer les fragments par l'urèthre, au moyen d'instruments souvent introduits dans le canal et dans la vessie.

Ces manœuvres ont une extrême gravité et amènent souvent des complications mortelles. D'ailleurs on n'est jamais sûr de tout vider de la sorte.

Enfin une indication des plus fréquentes et devant laquelle on ne devra pas hésiter à appliquer la nouvelle méthode, c'est quand on aura affaire à un malade affaibli et amaigri par les souffrances, sans complications d'ailleurs du côté des reins. L'amaigrissement indique dans ces cas que la vessie est très-irritable, que ses souffrances retentissent du côté des organes digestifs; il suffira, dans ce cas, d'enlever l'épine pour voir la scène changer à vue, si je puis m'exprimer ainsi.

Cette indication a été très-souvent saisie et suivie par mon savant maître, et je crois que, dans bien des cas, elle épargnera des tentatives inutiles sinon dangereuses.

Au point de vue de l'âge, j'ai peu de chose à dire. La statistique actuelle est très-favorable aux deux âges extrêmes, mais elle est très-mauvaise pour l'âge adulte. Il est inutile de rappeler que cette statistique ne prouve rien pour les enfants et pour l'adulte, car elle est basée sur des faits trop peu nombreux; tout au plus peut-on dire qu'il y a présomption que la lithotritie ordinaire sera toujours moins dangereuse pour les malades d'un âge moyen quand elle sera matériellement possible.

Quant aux contre-indications elles sont peu nombreuses. Si la pierre est colossale, les instruments à employer obligent à trop de dégâts, on court au-devant d'un insuccès certain.

Il vaut donc mieux s'abstenir, mais toute autre tentative opératoire sera également périlleuse. La lithotritie périnéale n'a pas plus que ses sœurs la prétention de faire des miracles.

Il faut d'ailleurs examiner avec soin l'état des reins, etc., etc., une néphrite, une albuminurie, une glycosurie liées à une grande irritabilité de la vessie, ou même des accidents urémiques, devront toujours faire surseoir à l'opération.

CONCLUSIONS.

Quelle part faisons-nous donc à la taille?

On pourra la réserver pour les cas de corps étrangers, dont la dureté empêcherait la fragmentation, ou pour ceux dans lesquels la pierre se présente avec une grandeur telle qu'il serait impossible de la saisir sans causer de graves désordres.

Dans tous les autres cas, pour lesquels on ne peut songer à la lithotritie uréthrale, nous croyons qu'on devra avoir recours à la lithotritie périnéale.

La statistique la place sur le même rang que la taille en Angleterre, c'est assez dire qu'en France ses résultats sont supérieurs à cette opération.

Mais, pour être exécutée avec sécurité et pour ne pas exposer à de graves mécomptes, elle doit être rigoureusement faite d'après les règles posées par M. Dolbeau dans son livre de 1872.

En terminant, je prie mes juges d'excuser l'imperfection de mon travail et de prendre en considération la bonne volonté que j'ai apportée dans les études et dans les recherches que cet essai m'a imposées.

Paris. A. Parent, imprimeur de la Faculté de Médecine, rue M[r]-le-Prince, 31.

							Pierre engagée dans la portion prostatique	persiste pendant quelque temps. Ecchymose du		en 1869
id	XIII 31 ans	B. 31 ans marchand assez vigoureux	Incontinence depuis la naissance. Calcul volumineux Congénital.	2 tentatives de lith. urèt. ne permirent pas de saisir la pierre	Volume du calcul, et dureté.	7 Juin 1867 durée 1 heure et $\frac{1}{4}$	Pierre volum. d'oxalate de chaux 6 centim. de diam.	La plaie fut fermée le 7e jour	14 Juin 1867 Guérison 7 jours	Ejaculation parfaite.
id	XIV 36 ans.	G... Instituteur	Dysurie urèthre sensible	Sondage suivi d'un accès de fièvre 3e accès de fièvre.	Irritabilité de la vessie Evacuation difficile des fragments	20 Avril 1867 Opération rapide	Calcul moyen de cystine {3 centim. 4 cent.	Cicatrisation marche vite	Guérison le 10 Juin la plaie est cicatrisée 50 jours	Guérison persiste en 8bre 69
id.	XV 18 ans	R... 18 ans cordonnier, peu développé petit maigre	Incontinence d'urine la nuit douleurs. Dyspepsie: inappétance, fièvre la nuit	2 tentatives de lithotritie faites antérieurement	... faiblesse du sujet dyspepsie. inappétance	18 Janvier 1867 Broiement assez difficile. durée 30 minutes	Gros calcul d'oxalate de chaux	Cicatrisation lente.	Guérison le 15 Avril tout est guéri 87 jours	Fonctions génitales en bon état en 1869
id.	XVI 60 ans	M. S... amaigri.	Dysurie; hématuries depuis 7 ans		Amaigrissement du malade.	Novembre 1868 durée 40 minutes fragmentation difficile.	Calcul volumineux d'acide urique 6 centim. de diam.	Cicatrisation assez rapide.	Guérison le 16e jour tout était cicatrisé La dysurie avait disparu.	
id	XVII 63 ans	M. C.. 63 ans hématurie Etat général bon, fonctions digest. normales	Valvule prostatique considérable cathétérisme difficile	Une tentative de lithot. urèth. qui détermine réaction fébrile.	Valvule prost. réact. féb. âge du malade.	Juillet 1868 Opération facile.	Calcul d'acide urique 3 cent. de diam. dur	Cicatrisation rapide La valvule paraît avoir diminué.	Le 20e jour tout était en bon état	Le malade revu en 71 allait bien.

Tableau de toutes les Opérations de Lithotritie périnéale faites suivant la Méthode de Mr le Professeur Dolbeau publiées jusqu'en Juillet 1874 (46 Opérations).

Nom de l'Opérateur	N° d'ordre des Opérat.s	Nom et âge de l'opéré.	Antécédents et Symptômes	Tentatives opératoires faites avant la lithot. périnéale.	Indications de l'opération	Dates, Durée et difficultés de l'Opération	Grosseur Poids et nature de la Pierre.	Complicat.ns consécutives à l'opération. Marche de la Cicatrisat.	Résultat de l'opération	Observat.s sur le Cas.
Dolbeau	I 39 ans	X.... 39 ans habitant la Campagne	Blennorrhagie rebelle non vénér. Tous les Symptômes de la pierre.		Cathéterisme très pénible sensibilité excess. des voies urinaires grosseur de la pierre	24 Juillet 1863 — Durée 25 min. extraction longue, peu d'hémorrhagie	4 Centim. de diam. noyau urique périphérie phosphat. poids 60 gr.	Conservation de l'urine le 2e jour. Sonde dans l'urèthre ténesme hémorrah. nulle	Guérison le 12 Août en 19 jours	en 1869 Guérison persiste.
id.	II. 71 ans	M. C. ancien Militaire 71 ans	Déjà lithotritié plusieurs fois; la dernière en 1864.		Refus du malade de subir de nouveau la lithot. uréthrale	4 Mai 1868 25 minutes	Pierre tendre phosphatique	Sonde dans l'urèthre, frisson le 5 Mai fièvre, douleur du ventre et des reins. 30 Mai, plaie fermée paresse de la Vessie.	Guérison le 30 Mai en 26 jours.	
id.	III 62 ans	M. H. 62 ans bonne santé habituelle	Plusieurs blennor. suivies de rétréciss. uréthral. En 1864 infiltration urineuse de l'hypogastre et du haut des cuisses	Plusieurs tentatives de lithot. uréth. rendues très pénibles par les contractions excessives de la vessie	Rétrécissement. Rétraction de la vessie	18 Nov. 1865 Ischions saillants, périnée enfoncé bourrelet hémorroïdal volumin.x Prostate hypertrophiée. La pierre est placée dans une loge. Col vésical a été débridé. La paroi vésicale a dû être entamée. Durée 1 heure	Pierre phosphatique	Le jour même vives souffrances. Le 19 la nuit est bonne, l'urine coule en partie par la verge.	Guérison au 30 décembre en 42 jours	
id	IV 54 ans	R... médec. polonais	Constitution affaiblie; rétrécissement, hématuries; etc	Morceau de sonde resté dans la vessie devenu centre d'un calcul phosphat.	Rétrécissement	15 Mai 1864 Opération rapide et facile	Pierre phosph. facilement broyée	Suites très simples. Le neuvième jour l'urine sortait en entier par la voie naturelle	26 Mai Guérison en 11 jours	
id	V 64 ans	M. M. cultivateur 64 ans, gros, bien portant	Dyspnée cardiaque, assez avancée hématuries. Envies fréquentes d'uriner. La vessie se vide mal. La prostate est très développée et gêne l'instrument. Urines épaisses odorantes	Le cathétérisme détermine un accès de fièvre très violent	Le malade refuse la Lithotritie sensibilité trop vive des voies urinaires	7 Mai 1865 — Extraction assez facile de 9 calculs ayant de 1 à $1\frac{1}{2}$ centim.	Plusieurs calculs acide urique $1\frac{1}{2}$ centim.	Un peu de fièvre le lendemain dysurie. Le 17 l'urine passait presque en entier par l'urèt. Le 25 Mai tout était fini.	25 Mai Guérison 18 jours	en 1867 Guérison persiste.
id	VI	V. Négociant Grand, vigoureux amaigri	Blennorrhagie Incontinence d'urine.	Tentatives réitérées de lithotritie suivies d'accès de fièvre	Passage obstrué en partie par la pierre et sensibilité de la vessie	17 Oct. 1865 — Durée 35 minutes	Pierre engagée dans la portion prostatique. La pierre ne peut être refoulée. Poids de la pierre 107 grammes acide urique, urates alcal. et phosphates de chaux	Le lendemain frisson et réaction favorable. L'incontinence persiste pendant quelque temps. Ecchymose du bulbe. Le 23 l'ecchy. du bulbe avec gonflement a disparu. La plaie suppure beaucoup. Un morceau de calcul s'est engagé	Le 30 décembre Guérison définitive 73 jours	en 1869 La guérison persiste. Les fonctions génitales idem.

								dans la plaie était retardé la cicatrisation		
id	VII 65 ans	M. G. 65 ans négociant Épuisement extrême	Dysurie ancienne. N'a jamais été sondé. Pierre et pus dans la vessie constatés par cathet.		Cystite purulente et volume considér. du calcul	24 8bre 1865 Calcul difficile à saisir Durée 40 minutes	Pierre volumineuse phosphatique dont les débris remplissent une tasse à café.	25, tout va bien Ventre un peu sensible. Le 28 une partie de l'urine passe par le méat	10 Nov. Guérison complète 17 jours	en 1866 la guérison persistait.
id	VIII 52 ans	B. Cultivateur maigre vigoureux	Pas de maladie importante; graviers urines	Tent. de lithotritie suivie d'accès de fièvre. Pierre ne peut être saisie	La pierre ne peut être saisie. Le malade a eu un accès de fièvre après la tentative	20 Mars 1866 assez pénible à cause du volume	Pierre dure et volumineuse acide urique pur	Ecchymose, du bulle. Ventre sensible fièvre.	5 Avril Guérison 15 jours	en 1872 il allait bien
id	IX 3 ans ½	Enfant	Dysurie Chute du rectum		L'opération devait être faite le jour même.	Mars 1866 réduct. de la chute du rect. et opér. assez facile en ne donnant au dilatateur que 1 centim. de diam.	Oxalate de chaux de 2 ½ cent. de diamètre		25 jours après la guérison allait bien 25 jours	en 1869 l'enfant continuait à être guéri de tous les sympt. et de la chute
id	X 59 ans	59 ans X... entré à l'Hôtel-Dieu en 1866. Bien constitué amaigri.	Il souffre des voies urinaires depuis 3 ans. La vessie se vide mal.	Le cathét. fait découvrir des pierres multiples	Vessie se vide mal. Pierres volumineuses et nombreuses.	8 Oct. 1866 état général assez mauvais Pas d'hémorrhagie	Calculs uriques pesant ensemble 71 grammes	Sonde à demeure Il se présente de la rétention d'urine. Infiltration urineuse. Incisions multiples. Érysipèle phlegmoneux	28. Mort	Autopsie. 2 fausses routes constatées. le reste bien
id	XI 69 ans	M. T. Limonadier 69 ans	Urines troubles et fétides Vessie enflammée	Plusieurs séances de lithotritie, subies antér. sans avoir pu être terminées	Irritabilité excessive de la vessie. Cystite Refus du malade de subir la lith. urèt.	7 Juin 1866 durée 40 min. Vessie anfractueuse Pus filant dans la vessie.	Pierre phosph. Deux cuillerées à soupe de débris	Un fragment était resté dans la vessie il fut retiré par l'urèthre	Guérison le 16e jour 26 Juin. 16 jours	En 1869 mort du sujet par pneumonie
id	XII 63 ans	B. Curé, État déplorable	Troubles de la vessie. Orchite au testicule gauche. Eschare au sacrum P. 110. Diarrhée cystite.		Orchite, cystite et affaiblissement.	25 Juillet 1867 Prostate volumineuse Vessie saignante durée ¾ d'heure	Pierres nombreuses soudées. acide urique	à 4 h. frisson. miction pénible 27 nouveau frisson 28 id. diarrhée hypogastre sensible Ecchymose bulbo-scrotale. Dysurie	12 Octobre 1874 Guérison 77 jours	
id	XIII 31 ans	B. 31 ans marchand assez vigoureux	Incontinence depuis la naissance Calcul volumineux Congénital	2. tentatives de lith. urèt. ne permirent pas de saisir la pierre	Volume du calcul et dureté	7 Juin 1867 durée 1 heure et ¼	Pierre volum. d'oxalate de chaux 6 centim. de diam.	La plaie fut fermée le 7e jour	14 Juin 1867 Guérison 7 jours	Éjaculation parfaite
id	XIV 36 ans.	G... Instituteur	Dysurie urèthre sensible	Sondage. suivi d'un accès de fièvre 2e accès de fièvre	Irritabilité de la vessie Évacuation difficile des fragments	20 Avril 1867 Opération rapide	Calcul moyen de cystine 8 centim. 4 cent.	Cicatrisation marche vite	Guérison le 10 Juin la plaie est cicatrisée 50 jours	Guérison persiste en 8bre 69
id	XV 18 ans	R... 18 ans cordonnier peu développé petit maigre	Incontinence d'urine la nuit douleurs. Dyspepsie inappétance, fièvre la nuit	2 tentatives de lithotritie faites antérieurement	faiblesse du sujet dyspepsie inappétance	18 Janvier 1867 Broiement assez difficile durée 30 minutes	Gros calcul d'oxalate de chaux	Cicatrisation lente	Guérison le 15 Avril tout est guéri 87 jours	Fonctions génitales en bon état en 1869
id	XVI 60 ans	M. S... amaigri	Dysurie; hématuries depuis 7 ans		Amaigrissement du malade	Novembre 1868 durée 40 minutes fragmentation difficile	Calcul volumineux d'acide urique 6 centim. de diam.	Cicatrisation assez rapide	Guérison le 16e jour tout était cicatrisé La dysurie avait disparu	
id	XVII 63 ans	M. C... 63 ans hématurie État général bon; fonctions digest. normales	Valvule prostatique considérable cathétérisme difficile	Une tentative de lithot. urèth. qui détermine réaction fébrile	Valvule prost. réactif et âge du malade	Juillet 1868 Opération facile.	Calcul d'acide urique 3 cent. de diam. dur	Cicatrisation rapide La valvule paraît avoir diminué	Le 20e jour tout était en bon état	Le malade revu en 71 allait bien

id.	XXXIX 65 ans	entré le 22 7bre 73 Salle St Barnabé	antérieure en Octobre 71 urines mucoso-pur.	3 séances de Lithotr. uret.	aux séances Calcul difficile à saisir	opér. simple pas de broiement à faire	2 Calculs	Suites très simples	complète le 6 Décembre 36 j.	
id	XL 64 ans	Masso, 64 ans Musicien sujet fort, mais impressionnable.	Gravelle depuis plus de 2 ans	Calcul impossible à saisir avec le brise pierre ordinaire	Accès de fièvre à la suite de manœuvres dans la vessie et grosseur du Calcul	4 Nov. 1873 la tenette prend le Calcul et ne peut le dessaisir Violences obligées	Calcul d'acide urique gros comme œuf de poule	Fièvre le jour de l'opérat[on] Infiltration d'urine	10 Nov. Mort	Autopsie Rein gauche sur Kystepur. prostate contuse
Krackowizer	XLI 64 ans	G. M. 64 ans horloger homme affaibli	Symptômes de la pierre depuis 8 ans	—	Faiblesse du Malade	20 Mai 1873	Calcul phosph. de 40 m/m	Fièvre à la suite, mais cicat. a marché régulière	Guérison le 6 Juin 17 jours après l'op.	fonctions génitales conservées —
	XLII 3 ans	A.P. Enfant de 3 ans rachitique	Incontinence d'urine Attaque de rhumatisme		age du malade	3 juin 1873	Pierre de 2 Centim. phosphat. pesant 8 Gr.	Pas de réaction convalescence régulière	Guérison en 14 jours.	
	XLIII 40 ans	P. W. 40 ans — Épuisement	Entérite chronique et diarrhée depuis 7 ou 8 ans Albuminurie	—	État de faiblesse du malade	13 Janvier 74 opération faite avec 2 dilatateurs différents	Calcul de 45 m/m	Pas de réaction Convalescence assez régulière	Mort d'épuisement le 12 février	Ce n'est pas un insuccès
Gouley	XLIV XLV XLVI	Aucun détail sur ces Opérations, mais tous les malades ont guéri.							Guérison Guérison Guérison	

www.ingramcontent.com/pod-product-compliance
Ingram Content Group UK Ltd.
Pitfield, Milton Keynes, MK11 3LW, UK
UKHW021509260726
13993UKWH00004B/1613

9 782329 102566